GUIA DE ADAPTACIÓN DE PUESTOS DE TRABAJO EN OFICINAS PARA PERSONAS CON DISCAPACIDAD AUDITIVA

Almudena Bermejo Hernando

Copyright © Almudena Bermejo Hernando

All rights reserved.

ISBN – 13: 978 – 1493628407

ISBN – 10: 1493628402

Dedicatoria:

A las personas más maravillosas que conozco:

A mi padre: por su amor incondicional;

a mi marido, el Dr. Alfageme, por su gran sabiduría

y enorme generosidad; y a

mis hijos: Aitor y Leyre por su

cariño y gran espontaneidad.

A todos los que me acompañan en

la aventura de vivir, y a los que no

pueden hacerlo, pero significaron tanto para mí.

ADVERTENCIA: LA VIDA SE DESARROLLA EN UN ENTORNO EN CONTINUO CAMBIO.

LOS AUTORES NO SON RESPONSABLES DE LAS DECISIONES QUE SE PUDIERAN TOMAR EN FUNCIÓN DE ESTE LIBRO.

ES RESPONSABILIDAD DE LA PERSONA CONTRASTAR LA INFORMACIÓN SUMINISTRADA EN ESTE LIBRO.

Prólogo

Tengo que saludar con enorme agrado la aparición de esta GUIA dirigida a personas con una especial discapacidad por razón de sus dificultades de audición.

He podido comprobar en los últimos 25 años, en mi práctica como psicólogo clínico y laboral, como las personas con este tipo de discapacidad se sienten solas, incomprendidas y hasta abandonadas por aquellos que no entienden el mundo laboral especial y específico que viven, y lo trivializan o banalizan desde la ignorancia.

No es infrecuente que estos trabajadores con necesidades especiales terminen, cuando reclaman su derecho a que se considere de forma especial la adaptación de su trabajo, siendo elegidos como chivos expiatorios de sus entornos, debido a la diferencia ostensible que manifiestan, en cuanto a su discapacidad. En esta circunstancia no es raro encontrar casos de acoso laboral.

La aparición de esta GUIA es un acontecimiento a saludar, pues muchos de sus lectores la utilizarán de forma práctica con enorme provecho en sus situaciones laborales.

Es también indudablemente una obra esencial para quienes estudian y trabajan la materia de la discapacidad auditiva, la ergonomía laboral y la prevención de riesgos laborales. Pero también, y de manera extendida para los familiares, compañeros de trabajo, amigos, así como para todo aquel que pueda extender su mano firme para brindar un apoyo a la persona que presenta una discapacidad.

Esta GUIA supone una llamada de atención a todos los responsables de Recursos Humanos y de Ergonomía laboral, principales encausados en la tarea esencial de adaptar y facilitar el ajuste del trabajo a este tipo de personas.

Leyendo esta GUIA se abren nuevas perspectivas de trabajo a favor de los que sufren de esta discapacidad. En verdad, podríamos desarrollar una extensa lista de los temas que han llamado mi atención. Recomiendo una lectura profunda, pero para no detener en exceso al lector, solo mencionaré algunos temas que me han parecido de los más relevantes como son:

- Los 6 problemas laborales más importantes que sufren las personas sordas postlocutivas.
- La necesidad de comprender como se pueden manifestar diferentes situaciones problemáticas (hasta 22 comenta la autora) de las personas sordas

postlocutivas en su puesto de trabajo y la necesidad de atenderlas y prevenirlas.

- Los problemas específicos de las mujeres, madres y sordas postlocutivas en sus lugares de trabajo.
- Las actuaciones que se pueden emprender en caso de que la empresa deniegue la adaptación al puesto de trabajo de las personas sordas postlocutivas.
- El conocimiento de las leyes que amparan el derecho de las personas sordas postlocutivas a disfrutar de un entorno adaptado a sus características como trabajadores especiales.

Para finalizar, celebro que se publique esta obra de Almudena Bermejo a quien aprecio y conozco desde hace años en nuestro país. Era necesaria.

Los profesionales, funcionarios, directivos de organizaciones, y el colectivo de trabajadores discapacitados en su conjunto, a buen seguro estarán sin duda alguna agradecidos por ello a la autora. Yo también.

Madrid a 29 de Septiembre de 2013

Prof Iñaki Piñuel y Zabala

Universidad de Alcalá (Madrid)

"El Trabajo Decente es el objetivo primordial de la OIT para todos, incluidas las personas con discapacidad. Cuando promovemos los derechos y la dignidad de las personas con discapacidad, promovemos el poder de decisión de los individuos, el fortalecimiento de las economías y el mejoramiento de las sociedades en general".

Juan Somavia

Director General de la OIT

Presentación

Esta guía es un manifiesto de las dificultades que las personas con hipoacusia nos encontramos en nuestro entorno laboral, y en concreto en centros de oficina.

La información contenida en la misma, supone una oportunidad para todos aquellos profesionales que trabajan con personas que padecen este tipo de discapacidad y de sensibilizarse con los problemas que las personas con esta minusvalía pueden encontrarse en su vida diaria.

Sociólogos, docentes, otorrinolaringólogo, audioprotesistas, defensores de los trabajadores (sindicatos) y asistentes sociales, han incrementado su preocupación a la hora de trabajar con personas con déficit auditivo.

Los empresarios y técnicos de prevención laboral, se enfrentan al desconocimiento que supone trabajar con empleados que sufren hipoacusia. Estas dificultades, si no se resuelven en su momento, con el transcurso del tiempo pueden derivar en problemas difíciles de resolver.

Una discapacidad invisible como puede ser la hipoacusia, genera "opiniones" enfrentadas entre la persona que las padece y los empleadores. Con esta guía, el lector tendrá información de lo que supone vivir y trabajar con hipoacusia. No nos desplazamos en silla de ruedas, ni utilizamos un bastón blanco que nos guíe a la hora de caminar.

Comprendo que la persona oyente no "vea" nuestras dificultades, porque no se perciben con la vista, a pesar de su existencia.

Por este motivo, esta guía puede ser de ayuda a toda empresa que contrate personas con discapacidad, y a las instituciones cuya función es la adaptación de los puestos de trabajo a las personas que padecen esta deficiencia.

Este manual, es una ayuda para la sociedad, tanto si padeces la discapacidad como si tienes que trabajar con personas que la sufren.

Está redactada de manera sencilla, porque los problemas existentes "son evidentes", pero sus soluciones "también lo son" y además forman parte de las necesidades básicas para el desarrollo de nuestro trabajo.

Entre todos, colaboramos a crear un mundo mejor y más comprensible, y esto libro nos ayudará a conseguirlo.

Agradecimientos

Quiero mostrar especial cariño a aquellas personas que han hecho posible que este libro se publique. A mi marido, el Dr. Alfageme, como compañero, médico, amigo y profesional. Hombre de grandes inquietudes, que contagia su interés por descubrir cosas nuevas.

Al profesor Iñaki Piñuel, quien me enseñó a identificar situaciones de mobbing, a denunciar y a actuar en consecuencia. Y como no, a aceptar mi realidad y mi problema. Le agradezco la ayuda que brinda al mundo a personas que están expuestas a tanto sufrimiento, desde el entorno laboral, hasta en instituciones estudiantiles. Sus libros constituyen un legado que ofrece al mundo, en defensa de los derechos humanos.

A aquellas personas, que sufren en silencio el problema de la hipoacusia y no saben cómo hacer frente o como luchar.

A mis compañeros de facultad, que siempre me han recibido con los brazos abiertos, y me consideran una compañera más.

Y especialmente a mis alumnos. Ellos sufren mi problema. Pero su juventud todavía no está contaminada por el resentimiento, rencor o malestar de una persona en conflicto con la vida. Ellos siempre me han mostrado respeto y admiración.

Gracias a todos por brindarme esta experiencia.

Índice

Dedicatoria: 3

Prólogo 5

Presentación 9

Agradecimientos 13

Índice 15

Presentación 19

Introducción 23

¿Qué se entiende por hipoacusia? 29

Seis problemas que sufren las personas con pérdida de audición 35

El sordo postlocutivo en el entorno de trabajo 37

Obligatoriedad de prevención en el puesto de trabajo 45

Prevención de riesgos laborales 47

Criterios a tener en cuenta por la empresa 51

Protocolo de adaptación del puesto de trabajo para personas con pérdida auditiva 57

    ¿Cómo solicitarlo? 57

Procedimiento de actuación una vez iniciada la solicitud por parte de la empresa. 63

Resolución definitiva de la solicitud de adaptación al puesto de trabajo 69

¿Por qué existen dificultades en las empresas para realizar las adaptaciones en caso de discapacidad auditiva? 71

Discapacidad invisible y discreta 73

Cultura empresarial y status quo 77

22 situaciones problemáticas de las personas sordas postlocutivas en su puesto de trabajo 81

Actuaciones en caso de que la empresa deniegue la adaptación al puesto de trabajo 110

Mujer, madre y sorda postlocutiva 114

Discapacidad y marketing en empresas 116

Penalización en caso de incumplimiento por parte de la empresa y accidente. 120

Medidas de fomento para incorporación al mundo laboral de personas sordas 122

Contratación de trabajadores con discapacidad en el sistema ordinario de trabajo.. 123

Contratación de trabajadores con discapacidad por cuenta propia... 134

Empleo con apoyo trabajadores con discapacidad........ 135

Integración de trabajadores con discapacidad en el sistema protegido de trabajo. 138

Conclusiones 142

Anexo 1. Móviles compatibles con audífonos 148

Anexo 2. Organismos de interés en el entorno laboral 154

Anexo 3. Otros organismos 156

Anexo 4. Asociaciones de sordos por Comunidad Autónoma 158

Anexo 5. Otros enlaces de interés: 174

Anexo 6. Apoyo legal específico 176

Presentación

Esta guía es un manifiesto de las dificultades que las personas con hipoacusia nos encontramos en nuestro entorno laboral, y en concreto en centros de oficina.

La información contenida en la misma, supone una oportunidad para todos aquellos profesionales que trabajan con personas que padecen este tipo de discapacidad y de sensibilizarse con los problemas que las personas con esta minusvalía pueden encontrarse en su vida diaria.

Sociólogos, docentes, otorrinolaringólogo, audioprotesistas, defensores de los trabajadores (sindicatos) y asistentes sociales, han incrementado su preocupación a la hora de trabajar con personas con déficit auditivo.

Los empresarios y técnicos de prevención laboral, se enfrentan al desconocimiento que supone trabajar con empleados que sufren hipoacusia. Estas dificultades, si no se resuelven en su momento, con el transcurso del tiempo pueden derivar en problemas difíciles de resolver.

GUIA DE ADAPTACIÓN DE PUESTOS DE TRABAJO EN OFICINAS PARA PERSONAS CON DISCAPACIDAD AUDITIVA

Una discapacidad invisible como puede ser la hipoacusia, genera "opiniones" enfrentadas entre la persona que las padece y los empleadores. Con esta guía, el lector tendrá información de lo que supone vivir y trabajar con hipoacusia. No nos desplazamos en silla de ruedas, ni utilizamos un bastón blanco que nos guíe a la hora de caminar.

Comprendo que la persona oyente no "vea" nuestras dificultades, porque no se perciben con la vista, a pesar de su existencia.

Por este motivo, esta guía puede ser de ayuda a toda empresa que contrate personas con discapacidad, y a las instituciones cuya función es la adaptación de los puestos de trabajo a las personas que padecen esta deficiencia.

Este manual, es una ayuda para la sociedad, tanto si padeces la discapacidad como si tienes que trabajar con personas que la sufren.

Está redactada de manera sencilla, porque los problemas existentes "son evidentes", pero sus soluciones "también lo son" y además forman parte de

***GUIA DE ADAPTACIÓN DE PUESTOS DE TRABAJO EN
OFICINAS PARA PERSONAS CON DISCAPACIDAD AUDITIVA***

las necesidades básicas para el desarrollo de nuestro trabajo.

Entre todos, colaboramos a crear un mundo mejor y más comprensible, y esto libro nos ayudará a conseguirlo.

GUIA DE ADAPTACIÓN DE PUESTOS DE TRABAJO EN OFICINAS PARA PERSONAS CON DISCAPACIDAD AUDITIVA

Introducción

El objetivo de este manual, es servir de "guía" para aquellas personas que padecen pérdida auditiva y tienen la necesidad de solicitar una adaptación en su puesto de trabajo ubicado en centros de oficinas.

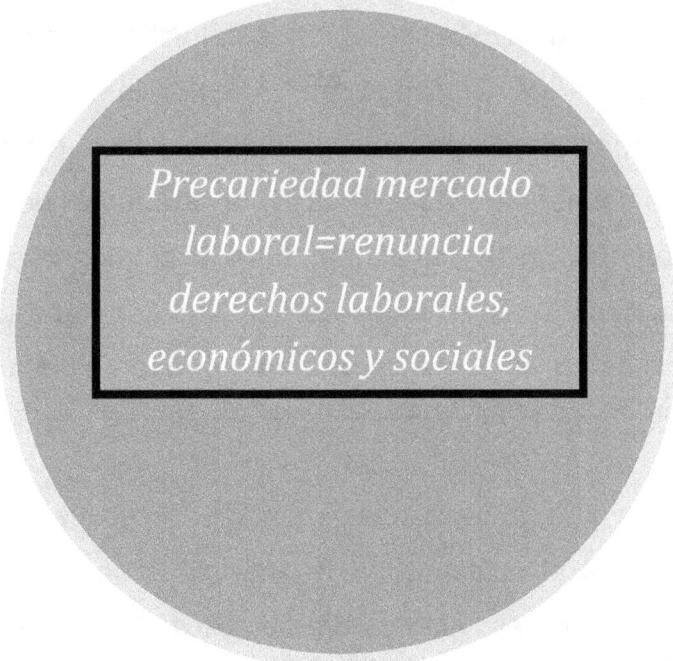

Precariedad mercado laboral=renuncia derechos laborales, económicos y sociales

En el transcurso diario nos enfrentamos a un entorno laboral que habitualmente no comprende los "hándicaps" a los que una persona con estas deficiencias se enfrenta en el día a día en su ámbito laboral.

GUIA DE ADAPTACIÓN DE PUESTOS DE TRABAJO EN OFICINAS PARA PERSONAS CON DISCAPACIDAD AUDITIVA

En Abril del 2013 los medios de comunicación anuncian en España una tasa de paro del 27,16 % de la población activa. Este escenario, parece indicar que no es el momento adecuado de solicitar ningún tipo de adaptación o mejoras al puesto de trabajo.

Si tenemos en cuenta, que solamente en España cuenta con más de 2.000.000 millones de españoles con problemas auditivo, - según datos del INE* extraídos de la Encuesta de Discapacidad, Autonomía Personal y Situaciones de Dependencia 2008- y que recientes publicaciones científicas indican el aumento de este problema a nivel mundial, podemos plantearnos que estamos en el camino equivocado, y que debemos luchar al máximo por una integración que permita un desarrollo apto de todas las funciones del trabajador.

Con esta guía, tratamos de denunciar el problema al que se enfrenta el colectivo de la comunidad sorda en sus puestos de trabajo y la manera de solicitar cambios en el mismo, facilitando la integración y mejora de la

* http://www.ine.es/jaxi/tabla.do

GUIA DE ADAPTACIÓN DE PUESTOS DE TRABAJO EN OFICINAS PARA PERSONAS CON DISCAPACIDAD AUDITIVA

competividad del trabajador con el resto de sus compañeros, permitiéndole no solo conservar su puesto de trabajo, sino la promoción profesional.

Actualmente pasamos más tiempo en el centro de trabajo y con nuestros compañeros de oficina que en nuestra propia casa y familia. Con esta guía trato de establecer unas pautas para la adaptación del puesto de trabajo de personas con discapacidad auditiva en empleos desarrollados en oficinas.

El problema al que se enfrentan las personas que padecen pérdida auditiva, como expondremos más adelante, se debe a que no es percibido por la sociedad en general, sin embargo, supone una auténtica disminución de la capacidad productiva y del rendimiento de la persona que lo sufre, exponiendo a la misma, a una situación de desigualdad e inferioridad no perceptible a nivel general, pero muy dañina para la persona afectada.

> *Sordo Postlocutivo = Discapacidad invisible y discreta*

GUIA DE ADAPTACIÓN DE PUESTOS DE TRABAJO EN OFICINAS PARA PERSONAS CON DISCAPACIDAD AUDITIVA

Resaltar que con las actuaciones adecuadas mejoramos todos, tanto en profesionalidad como en salud emocional:

- *gana la propia persona con discapacidad auditiva* por la motivación que le proporciona el poder desarrollar su empleo gracias a los medios de adaptación que le ha proporcionado la empresa;

- *gana la empresa*, porque tiene un trabajador más productivo y rentable permitiéndole sacar el máximo provecho; y

- *ganan los compañeros del trabajador*, porque tienen un compañero alegre y productivo que va a desarrollar su trabajo como otro empleado más y va a resolver toda situación que pueda surgir a nivel de trabajo.

***GUIA DE ADAPTACIÓN DE PUESTOS DE TRABAJO EN
OFICINAS PARA PERSONAS CON DISCAPACIDAD AUDITIVA***

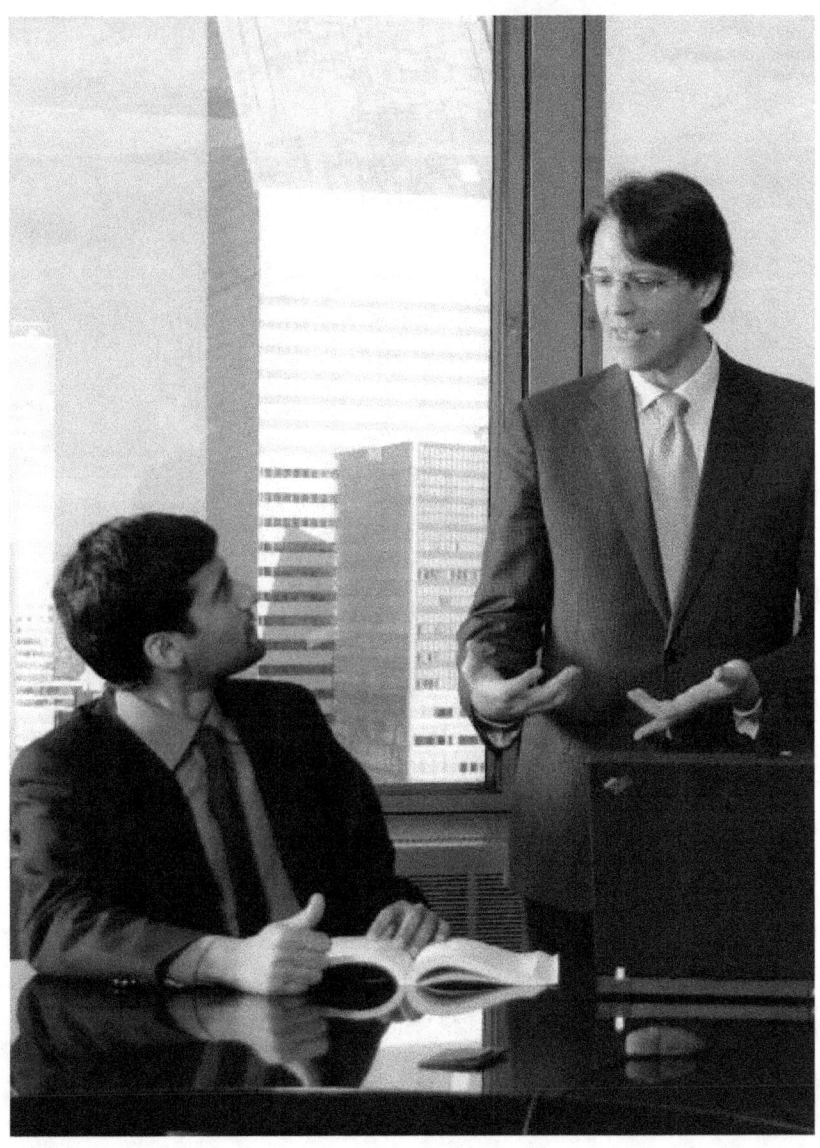

GUIA DE ADAPTACIÓN DE PUESTOS DE TRABAJO EN OFICINAS PARA PERSONAS CON DISCAPACIDAD AUDITIVA

> *Con la adaptación al puesto de trabajo ganamos TODOS*

¿Qué se entiende por hipoacusia?

Hablamos de hipoacusia cuando una persona tiene una deficiencia auditiva en mayor o menor grado, independientemente de la edad, sexo o nivel socioeconómico.

La pérdida auditiva en el caso de la hipoacusia, puede ser hereditaria o derivada de una enfermedad o accidente, y el umbral puede ir desde una deficiencia leve hasta casi la total pérdida de la audición (hablamos de hipoacusia no de sordera profunda).

Ésta deficiencia no va a afectar solamente al volumen del sonido que percibimos, sino también a la capacidad de discriminación, asociación y comprensión de los mismos, tanto del medio ambiente como del lenguaje oral.

La hipoacusia puede producirse en un único oído lo que se denomina hipoacusia unilateral. En caso de que el problema se diera en ambos oídos, hablaríamos de hipoacusia bilateral.

GUIA DE ADAPTACIÓN DE PUESTOS DE TRABAJO EN OFICINAS PARA PERSONAS CON DISCAPACIDAD AUDITIVA

A su vez, la persona sorda, puede clasificarse en prelocutiva o postlocutiva. La diferencia entre ambas consiste:

- ➤ **Sordo prelocutivo:** la pérdida de audición se produce antes de que la persona haya adquirido el lenguaje.

- ➤ **Sordo Postlocutivo:** La pérdida de audición ha sobrevenido una vez desarrollado el lenguaje.

Esta diferencia marcará el desarrollo de la vida de la persona sorda influyendo tanto en su vida personal como profesional, ya que en función del momento en que aparezca la pérdida auditiva, ésta influirá sobre el desarrollo comunicativo y lingüístico.

En términos generales, la persona con hipoacusia, se va a comunicar mediante el lenguaje oral utilizando el canal auditivo y apoyándose en prótesis adaptadas a su situación personal.

GUIA DE ADAPTACIÓN DE PUESTOS DE TRABAJO EN OFICINAS PARA PERSONAS CON DISCAPACIDAD AUDITIVA

> *Hipoacusia postlocutiva: pérdida sobrevenida después de adquisición del lenguaje*

Si la hipoacusia se ha producido tardíamente, es decir cuando más edad tiene la persona, ésta ha aprendido a hablar y a comunicarse como un oyente, lo que le permite pasar desapercibida ante otras personas que no tienen este problema, haciendo que su incapacidad sea poco evidente cuando la persona afectada la comunica, y más, si la persona con pérdida auditiva cuenta con un alto nivel cultural y de formación.

A pesar de la falta de credibilidad que pueda ocasionar el perfil anteriormente comentado, es fundamental el esfuerzo que realicen los padres y el entorno de la persona, para que el afectado reciba la máxima formación e información posible, ya que parte de la comunicación se perderá por el camino y no llegará a la persona sorda.

Importantísimo que se fomente el interés por la lectura así como las "ganas" de saber, ya que la mayoría de la información la va a "escuchar" a través de la vista.

GUIA DE ADAPTACIÓN DE PUESTOS DE TRABAJO EN OFICINAS PARA PERSONAS CON DISCAPACIDAD AUDITIVA

La persona sorda tiende a completar contenidos o ausencia de información a través de lecturas complementarias, libros, apuntes….; y actualmente internet se ha convertido en una herramienta de gran ayuda.

Otra fuente de información fundamental es la lectura labial, o gestual, independientemente del conocimiento que se tenga de lengua de signos. Si la pérdida de audición se produce en edad temprana, inconscientemente la persona sorda aprende lectura de labios.

Por tanto, la información llegará no solo por el sonido que se emite, sino que será en su conjunto: entonación, gestos y lectura labial.

GUIA DE ADAPTACIÓN DE PUESTOS DE TRABAJO EN OFICINAS PARA PERSONAS CON DISCAPACIDAD AUDITIVA

La persona sorda percibe la información ayudada por el conjunto de elementos que comprenden el entorno en el momento de la comunicación: sonido, lenguaje gestual, labial..

Seis problemas que sufren las personas con pérdida de audición

Las personas que padecen pérdida auditiva pueden sufrir cualquiera de los problemas siguientes o todos a la vez:

1) Dificultad para escuchar y seguir una conversación, especialmente cuando hay más de una persona hablando a la vez o ruido de fondo.
2) Zumbidos en los oídos (acúfenos o tinitus)
3) Problemas para entender la televisión o la radio a un volumen normal o conversación telefónica.
4) Dificultad para comprender mensajes emitidos por megafonía.
5) Fatiga e irritación causada por el esfuerzo de intentar oír y entender los mensajes orales.
6) Mareo o problemas de equilibrio.

GUIA DE ADAPTACIÓN DE PUESTOS DE TRABAJO EN OFICINAS PARA PERSONAS CON DISCAPACIDAD AUDITIVA

> *La tasa de paro de las personas con discapacidad es 4 veces mayor que el resto de la población***

Padecer cualquiera de los síntomas mencionados anteriormente, mengua significativamente la capacidad productiva del trabajador afectando a su pleno rendimiento profesional y a su estado de salud.

**Los problemas de las personas sordas para su integración en el mundo laboral. Análisis de la realidad y propuestas de acción. Victor M. Acosta Rodríguez. Universidad de la Laguna. Departamento de Didáctica e Investigación Educativa. 2006.

El sordo postlocutivo en el entorno de trabajo

La incorporación al mundo laboral por parte de la persona sorda postlocutiva es una necesidad tanto para su desarrollo profesional como su integración en la sociedad. Formar parte del mercado laboral va a garantizar unos ingresos económicos a la persona que le permite cubrir sus gastos de mantenimiento y prótesis adaptadas, al tiempo que incrementa su autoestima, nivel de formación y comunicación.

La Constitución Española, en sus artículos 35 y 40.1 y el Estatuto de los trabajadores en su artículo 4.2 reconoce el derecho a los trabajadores/as a no ser discriminados en relación al trabajo, entre otras causas, "por razón de disminuciones físicas, psíquicas o sensoriales..". Sin embargo (Según Victor M. Acosta en su artículos: Los problemas de las personas sordas..") los datos apuntan a una realidad bien distinta, siendo el colectivo de paro 4 veces mayor al resto de la población y agravándose en el caso de las personas sordas, triplicándose los datos de paros frente a la población discapacitada.

GUIA DE ADAPTACIÓN DE PUESTOS DE TRABAJO EN OFICINAS PARA PERSONAS CON DISCAPACIDAD AUDITIVA

> *La tasa de paro de las personas sordas es 3 veces mayor que el resto de la población discapacitada.***

La persona sorda postlocutiva cuando se incorpora al mundo laboral, va a intentar que su deficiencia no sea un problema en el desarrollo de su trabajo. Con esta argumentación, limitará la búsqueda de empleos, excluyendo aquellos en los que se trabaje en un entorno ruidoso y que pueda perjudicar su situación laboral; ya sea por los inconvenientes de mantener un determinado ritmo de trabajo y no poder percibir la información de manera adecuada, como por el hecho de empeorar la pérdida de audición al estar el oído clínicamente afectado.

**Los problemas de las personas sordas para su integración en el mundo laboral. Análisis de la realidad y propuestas de acción. Victor M. Acosta Rodríguez. Universidad de la Laguna. Departamento de Didáctica e Investigación Educativa. 2006.

A su vez, por parte de los empresarios, existe tendencia de reservar para las personas sordas, trabajos de baja cualificación profesional y de naturaleza mecánica.

> *Tendencia de reservar trabajos de naturaleza mecánica y baja cualificación para personas con discapacidad auditiva*

El conjunto de ambos factores demuestra los serios problemas que tienen las personas con pérdida auditiva para acceder y mantener su puesto de trabajo.

Actualmente los avances en tecnología, han desplegado una vía de posibilidades que la informática ofrece de un trabajo individual o conectado con otros compañeros de trabajo u otras empresas, cobrando especial relevancia, aquellas empresas que han desarrollado la opción del teletrabajo como medida de adaptación y conciliación familiar y laboral.

GUIA DE ADAPTACIÓN DE PUESTOS DE TRABAJO EN OFICINAS PARA PERSONAS CON DISCAPACIDAD AUDITIVA

> *Empresas sensibilizadas con las necesidades de las personas sordas comienzan a conceden la opción de teletrabajo como medida de adaptación al puesto de trabajo*

Entre los diversos autores que se han encargado de estudiar los problemas de las personas sordas en el entorno de trabajo, destacan el conjunto de medidas propuestas para favorecer la integración sociolaboral de las personas sordas (De Miguel 2000:5), como son las siguientes:

> - Alentar el uso de sistemas de comunicación pertinentes que favorezcan la comunicación.
>
> - Establecimiento de un plan de carrera <u>individualizado</u>.
>
> - Garantizar la adecuada formación y competencia profesional de los profesionales implicados.

La discriminación laboral en el puesto de trabajo y las trabas impuestas para conseguir la adaptación al mismo, es una realidad vigente a la que se enfrentan diariamente sordos postlocutivos.

Ser un sordo postlocutivo no clasifica a la persona ni como sordo ni como oyente, dejándola en "tierra de nadie" y resintiéndose el entorno laboral, ya que si la pérdida auditiva es leve, la mayoría de los compañeros no se dan cuenta y no valoran de manera adecuada, los malos entendidos que pueden producirse a nivel laboral por el problema de audición, pero que si afectará a las valoraciones profesionales y de promoción que puedan realizarse dentro de la empresa.

> *Sordo postlocutivo= no es identificada cómo persona oyente ni cómo persona sorda.*

Voy a poner un ejemplo: Cuando comenté el problema de mi audición en mi empresa, la responsable de RRHH argumentó que el hecho de ser una persona discapacitada, se tenía en cuenta a la hora de la contratación, pero una vez en plantilla, pasabas a ser un trabajador como otro cualquiera, respetando la confidencialidad del trabajador.

Estoy de acuerdo respecto a la confidencialidad, pero si el trabajador está solicitando una adaptación, hay una cosa que se debe tener clara: por tener firmado un contrato de trabajo, clínicamente no te convierte en un oyente.

El problema de la audición no deja de ser discreto y apenas perceptible. Voy a exponer otro ejemplo con otra discapacidad que nos permita verlo más claramente.

Se va a celebrar una competición de 100 metros lisos y todo aquel que quiera, pero que no tenga una movilidad reducida que le obligue a ir en silla de ruedas, podrá inscribirse en la carrera.

Se inscriben 50 personas, y entre todos ellos, una persona que camina con dificultad ayudado con un par de muletas. Cómo es evidente, la persona con muletas (a no ser que hablemos de excepciones milagrosas) será difícil que llegue el primero. Se podrá tomar la determinación de compensar su problema dándole unos metros de ventaja, permitirle salir con antelación….o si lo que realmente cuenta es llegar a la meta, valorarle por el esfuerzo realizado y consecución de objetivos. Pero si participa en igualdad de condiciones, sin ningún tipo de adaptación, y solo se tiene en cuenta llegar a la meta en un tiempo determinado, puede ser que la persona que padece la cojera no cumpla el objetivo. El hecho de estar inscrito en la carrera, no le ha curado su enfermedad, como a la persona sorda el hecho de estar contratado por la empresa, no le ha curado su pérdida auditiva.

GUIA DE ADAPTACIÓN DE PUESTOS DE TRABAJO EN OFICINAS PARA PERSONAS CON DISCAPACIDAD AUDITIVA

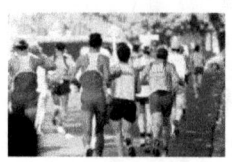

"Por mucho que corra, sino oigo la señal de salida nunca llegaré a la meta".

"La propia CNSE (2001:54) señala otro problema importante es la consolidación del empleo, debido al aislamiento que se sufre en el propio lugar de trabajo. Las empresas suelen contratar una o dos personas como máximo y los compañeros oyentes no suelen tener conocimiento alguno sobre las características de las personas sordas. En estas condiciones, las barreras de comunicación dentro de la empresa son insalvables"

.

Obligatoriedad de prevención en el puesto de trabajo

El artículo 15 de la Ley de Prevención de Riesgos Laborales señala que hay que adaptar el puesto de trabajo a la persona y no a la inversa. Por otro lado, el artículo 25 de la Ley de Prevención de Riesgos Laborales recoge la obligación por parte del empresario de garantizar la protección de los trabajadores, incluido en nuestro caso, las personas con hipoacusia.

Prevención de riesgos laborales

¿Qué entendemos por prevención en el entorno laboral?

Son todas aquellas medidas adoptadas para evitar o disminuir los riesgos derivados de la realización del trabajo. Esto incluye a todos los trabajadores, incluidos aquellos con necesidades especiales por tener una capacidad disminuida.

> *El puesto de trabajo debe adaptarse a la persona con necesidades especiales y no a la inversa.*

Según el artículo 15 de la ley de Prevención de Riesgos Laborales debe de ser el puesto de trabajo el que se adapte a la persona y no a la inversa, de forma que se tomen las medidas adecuadas para que el trabajador pueda desarrollar sus funciones de la manera más eficaz posible. Dichos cambios, pueden incluir cambios de ubicación, horarios, teletrabajo, cambio de funciones y utilización de tecnología adaptada.

GUIA DE ADAPTACIÓN DE PUESTOS DE TRABAJO EN OFICINAS PARA PERSONAS CON DISCAPACIDAD AUDITIVA

En todo momento, el empresario deberá consultar las medidas a adoptar con la persona afectada, siendo esta la más capacitada para identificar sus necesidades. Si no se consulta con el trabajador, se corre el riesgo de que las medidas adoptadas no solo no sirvan para el fin destinados (paliar los efectos negativos que la discapacidad puede ocasionar en el puesto de trabajo) sino que puede agravar la situación sufrida por la persona con discapacidad.

> *Toda decisión sobre adaptación al puesto de trabajo debe ser consultada con el trabajador.*

Otras veces, el hecho de que no se consulte con la persona afectada, ocasiona que las personas que toman las decisiones desconozcan la discapacidad auditiva, si a esto se añade que tampoco son especialistas en la materia (otorrinolaringologo, logopedas, audiólogos..) y se dejan llevar por las apariencias, terminen adoptando las medidas menos adecuadas o incluso hagan caso omiso a la solicitud de adaptación al puesto de trabajo. Ya comentábamos en la introducción, el caso de personas sordas postlocutivas que con un alto nivel cultural y de formación y que han desarrollado un buen nivel de comunicación oral, pueden pasar desapercibida y dar la sensación de no sufrir la pérdida de audición, falseando la situación clínica.

Criterios a tener en cuenta por la empresa

Las personas con discapacidad auditiva, en el proceso de comunicación, tienden a perder información tanto a nivel cuantitativo como cualitativo. Es decir, puede dejar de escuchar el mensaje, o a pesar de oir el mismo, no es capaz de comprender o discriminar completamente la transmisión realizada. Esto es habitual en los mensajes por megafonía, se oye que están dando un mensaje, pero no se entiende lo que dicen.

> *Oir ≠Discriminar*

Lo anterior también lleva a confundir a las personas oyentes que rodean a las personas sordas. Voy a exponer un ejemplo: imaginar una empresa donde solo se avisa con megafonía en caso de un peligro latente. Evidentemente, la persona sorda oye el sonido de la megafonía y se levanta de su sitio. Si después de esto, todo el mundo se dirige hacia una puerta, la persona sorda seguirá al grupo y aparentemente, todo el mundo piensa que ha escuchado el mensaje correctamente (Es

GUIA DE ADAPTACIÓN DE PUESTOS DE TRABAJO EN OFICINAS PARA PERSONAS CON DISCAPACIDAD AUDITIVA

obvio que la persona sorda no vaya gritando: "no entiendo lo que dice la megafonía pero como todos vais a esa puerta, yo también hago lo mismo").

El problema se genera, cuando la persona con pérdida auditiva, se queda sola trabajando, emiten un mensaje por megafonía y aquí voy a expresar otro ejemplo, el mensaje dice: "fuego en la escalera de emergencia, no abandonen el edificio por la escalera indicada". La persona sorda, al escuchar la megafonía se levantará de su sitio para evacuar el edificio sabiendo que hay un peligro, pero como no ha escuchado el mensaje, lo más probable es que se dirija por la escalera de emergencia, que en este caso es donde está el fuego anunciado por megafonía.

A continuación expongo 5 criterios que una empresa debe de tener en cuenta siempre que se trabaje con una persona que padezca una discapacidad auditiva:

1) **Enumeración e identificación de prioridad de las tareas laborales**: Se trata de obtener un listado de las funciones que integran el puesto de trabajo, resaltando el orden de prioridad de las

mismas. Para ellos se debe tener en cuenta la experiencia del trabajador, tiempo que se requiere, forma de desarrollarlo.

2) *Especificación de los medios de trabajo*: **ubicación de frente a las personas, no colocarle en sitio de paso de personas o con mucho ruido, teléfono adaptado, doble bucle TM***, información por escrito..

3) *Identificar las demandas de la persona con discapacidad auditiva para la realización de tareas*: pausas, descanso, horarios parciales, horarios diurnos, teletrabajo, cambio de ubicación

4) *Entorno de trabajo*: Señales luminosas, flases que indiquen situaciones de emergencia ambiental que hay que considerar en materia de prevención, las condiciones de seguridad y las

---

**Buble de inducción magnética: Se trata de un sistema de transmisión del sonido que facilita la recepción del mismo a las personas con prótesis auditivas pues aumenta la razón señal – ruido.

condiciones termohigrométricas (temperatura, humedad, movimiento del aire) así como la presencia de contaminantes químicos, ruido, vibración en los centros y puestos de trabajo.

5) ***El análisis funcional:*** Relaciona la capacidad del trabajador/a con las tareas laborales, contando con la participación activa del trabajador en todo proceso de adaptación y preservando la confidencialidad. Esto se complementa con **adaptación al puesto de trabajo para realizar formación y poder acceder a promociones.**

> *Adaptación al puesto de trabajo= no limitación en formación y promociones*

GUIA DE ADAPTACIÓN DE PUESTOS DE TRABAJO EN OFICINAS PARA PERSONAS CON DISCAPACIDAD AUDITIVA

La adaptación al puesto de trabajo puede y debe ser solicitada por la persona afectada exponiendo en la misma el motivo o motivos de la adaptación e inconvenientes que sufre en el puesto de trabajo debido a su discapacidad auditiva.

El comunicado debe ser presentado en el siguiente orden jerárquico y en caso de que las personas que representan al departamento donde se ha presentado la solicitud hagan caso omiso de la demanda, informar al siguiente eslabón según el siguiente cuadro:

- ➤ Línea superior jerárquica en la organización interna de la empresa.

- ➤ Recursos Humanos

- ➤ Servicio médico

- ➤ Comité de salud laboral (Dan recomendaciones pero sus decisiones no son vinculantes),

- ➤ Y en caso de no prestar atención ninguno de los representantes de los departamentos anteriores acudir a la Agrupación sindical

Protocolo de adaptación del puesto de trabajo para personas con pérdida auditiva

¿Cómo solicitarlo?

La comunicación debe realizar mediante un escrito o modelo de solicitud de adaptación al puesto de trabajo (a continuación presento un modelo). Esta solicitud se informará a los representantes que integren los departamentos señalados en el cuadro anterior y en el mismo orden de enumeración, en caso de que no se atienda la solicitud y haya que reclamar al siguiente nivel. La capacidad de respuesta de la empresa dependerá de lo sensibilizada que esté con las condiciones de trabajo de sus empleados, de la bonanza del ciclo económico que se esté viviendo, o incluso de otros elementos como pueden ser el *status quo* de los trabajadores del grupo, del cual hablaremos más adelante.

Otros elementos que favorecen que la empresa tome medidas de adaptación al puesto de trabajo, es la relevancia que pueda tener en sus campañas de marketing, así como las discrepancias que puedan surgir entre trabajadores que no tengan discapacidad: Los compañeros de trabajo pueden pensar que nadie es responsable de que sea una persona sorda y "demandar", que si la empresa realiza una adaptación al puesto de trabajo, el resto de compañeros deben ser compensados con otras medidas.

GUIA DE ADAPTACIÓN DE PUESTOS DE TRABAJO EN OFICINAS PARA PERSONAS CON DISCAPACIDAD AUDITIVA

Modelo de solicitud de adaptación de puesto de trabajo.

SOLICITUD DE ADAPTACIÓN O CAMBIO DE PUESTO DE TRABAJO POR MOTIVOS DE SALUD O REHABILITACIÓN DEL TRABAJADOR/A

FECHA DE PRESENTACIÓN DE LA SOLICITUD

…………………………………

DATOS DE LA EMPRESA

NOMBRE

………………………………………………………………
………………………

SECTOR……………………………………………………
………………………………………

DOMICILIO A EFECTOS DE NOTIFICACIONES

…………………………………………

………………………………………………………………
…

GUIA DE ADAPTACIÓN DE PUESTOS DE TRABAJO EN OFICINAS PARA PERSONAS CON DISCAPACIDAD AUDITIVA

DATOS DEL TRABAJADOR

NOMBRE…………………………………………………..……..

APELLIDOS………………………………………………………

DNI………………… EDAD………..............

CATEGORIA PROFESIONAL………………………………………..

DOMICILIO A EFECTO DE NOTIFICACIONES

………………………………………………………………………

TELEFONO DE CONTACTO………………..……………….

PUESTO DE TRABAJO ACTUAL: ……………...............

JORNADA DE TRABAJO………………………………….

FUNCIONES……………………………………………………..

ANTIGÜEDAD EN EL PUESTO………………………………………………….

ANTIGÜEDAD EN LA EMPRESA………………………………………………

MOTIVOS DE LA DIFICULTAD DE DESEMPEÑO LABORAL EN EL PUESTO ACTUAL

La forma de presentar las demandas de adaptación al puesto de trabajo a la entidad en la que trabaja y evitar posibles errores de interpretación, es plantear el anterior modelo a doble copia y que sellen una de ellas como justificante de haber entregado el modelo de solicitud.

La empresa tiene la opción de hacer caso omiso o no responder a la demanda, denegarle la solicitud de adaptación o iniciar las mismas.

***GUIA DE ADAPTACIÓN DE PUESTOS DE TRABAJO EN
OFICINAS PARA PERSONAS CON DISCAPACIDAD AUDITIVA***

A continuación voy a exponer las actuaciones a seguir en caso de que la entidad esté de acuerdo en realizar las adaptaciones al puesto de trabajo.

Una vez que se inicia el procedimiento, el interesado debe estar informado del mismo. Insistir en que el afectado debe tener conocimiento de las decisiones, ya que no se puede homogeneizar con otros casos de discapacidad y la persona más capacitada para decidir sobre la misma es la propia persona con la pérdida auditiva.

Ni se pueden homogeneizar los diferentes tipos de discapacidad, ni todas las hipoacusias son iguales. La adaptación al puesto de trabajo debe de ser <u>individualizada.</u>

Procedimiento de actuación una vez iniciada la solicitud por parte de la empresa.

Debería realizarse una entrevista personal, donde la persona con pérdida auditiva, informa de las circunstancias que han llevado a la solicitud de adaptación del puesto de trabajo. La empresa debe de informar por escrito, del Protocolo de Adaptación a seguir por parte de la empresa en casos de solicitud del mismo (a esto añadir, que debido a la deficiencia auditiva, es el mejor medio de no perder información). Así como responder a todas las dudas que tenga el trabajador.

La falta de comunicación por ambas partes (empleado y empleador) puede llevar a que la adaptación empeore la situación inicial.

Los pasos a seguir son los siguientes:

1) Si no se ha realizado con anterioridad, la persona con discapacidad auditiva, puede entregar al

servicio médico, los informes que obran en su poder, procedentes de los especialistas correspondientes. La empresa debe guardar estos informes, de forma que si en una empresa se produce una reestructuración organizativa interna, el trabajador con discapacidad auditiva no tenga que iniciar los trámites, independientemente de que cambie de superior jerárquico.

2) Una vez acordada una decisión, ésta debe comunicarse al interesado, al delegado de prevención ó al Comité de Seguridad y salud de la empresa. Insistiendo en el tema anterior, este informe debe prevalecer a lo largo de la vida laboral del trabajador en la misma empresa, de forma que evite que la persona afectada, tenga que iniciar de nuevo los procedimientos en el nuevo cambio organizativo. En las grandes empresas, entre que el trabajador inicia de nuevo los trámites por adaptación de puesto de trabajo, y el periodo que transcurre hasta que se lleva a cabo la adaptación, ya se ha producido otro cambio organizativo, donde el trabajador afectado tiene que iniciar de nuevo los trámites para la

adaptación al nuevo puesto de trabajo. Esto impide que pueda desarrollar su trabajo en plenas facultades y se penalice sus valoraciones/promociones internas dentro de la empresa, al no poder rendir plenamente según sus capacidades.

> *La adaptación al puesto de trabajo en una organización empresarial, debería realizarse <u>una única vez</u> -mientras la situación clínica no varíe- a lo largo de la vida laboral de ese empleado en la misma entidad y no en cada cambio organizativo de la misma.*

Es de total relevancia, que el proceso de estudio y adaptación al puesto de trabajo, no se dilate en el tiempo más de 15 días desde que se inicia la solicitud por parte del trabajador, ya que la inadaptación y le pérdida de tiempo en demandar las adaptaciones, provoca una bajada de rendimiento del trabajador, además de inseguridad, afectando al desarrollo de sus funciones en el nuevo puesto de trabajo.

El objetivo es que los trabajadores con una discapacidad auditiva, no vean alterada su salud ni mermada su calidad en el trabajo, pudiendo obtener un rendimiento lo más similar posible al del resto de sus compañeros. Se trata de estudiar la relación existente entre la demanda de trabajo y la capacidad individual de la persona, detectando posibles situaciones problemáticas y realizando aquellos cambios que sean necesarios como rediseño del equipo de trabajo, funciones, calidad de la misma, llegándose a obtener una situación satisfactoria tanto para el trabajador como para la empresa.

Lo ideal sería que cuando el trabajador llegue a su puesto de trabajo ya se hayan tomado las medidas necesarias para adaptar sus deficiencias a su discapacidad, de forma que el proceso de adaptación esté valorado de forma individualizada.

> *Proceso de adaptación individualizado: ideal que cuando la persona llegue a su puesto de trabajo ya se hayan realizado las adaptaciones necesarias*

GUIA DE ADAPTACIÓN DE PUESTOS DE TRABAJO EN OFICINAS PARA PERSONAS CON DISCAPACIDAD AUDITIVA

Resolución definitiva de la solicitud de adaptación al puesto de trabajo

Una vez se establezca la propuesta, antes de darla por definitiva, ésta debe consultarse al interesado para que alegue o aporte documentos u otras circunstancias que estime conveniente.

Por otra parte, si el informe fuera desfavorable, también se debería informar al trabajador en el plazo máximo de 15 días, para que el mismo pueda tomar las medidas oportunas. De este punto hablaremos más delante.

La Directiva 2000/78/CE del Consejo, de 27 de noviembre de 2000 para la igualdad de trato para el empleo y la ocupación, incluye adaptaciones razonables para promover el acceso a las personas con discapacidad al empleo y la formación, con el fin de garantizar que el empresario tome las medidas adecuadas que permitan a las personas con

GUIA DE ADAPTACIÓN DE PUESTOS DE TRABAJO EN OFICINAS PARA PERSONAS CON DISCAPACIDAD AUDITIVA

discapacidad acceder al empleo y progresar profesionalmente.

¿Por qué existen dificultades en las empresas para realizar las adaptaciones en caso de discapacidad auditiva?

El principal motivo ya lo hemos comentado al principio del libro. En el caso de una persona con hipoacusia postlocutiva, es una persona que aparentemente no tiene ninguna deficiencia visible, a diferencia de otras discapacidades, como por ejemplo de movilidad reducida -persona que se desplaza con ayuda de una silla de ruedas-, o visual -invidente apoyado en bastón-, donde el problema se hace patente en el primer encuentro visual con la persona afectada.

Discapacidad invisible y discreta

Realmente estamos hablando de una *discapacidad invisible y discreta*. En el caso de una persona con pérdida auditiva, la mayoría de las veces, la persona afectada, lleva la prótesis oculta. Además, los centros audio protésicos, se esfuerzan cada día en crear prótesis cada vez más pequeñas, que apenas sean perceptibles, de la misma tonalidad de piel que la persona que sufre el problema y con tecnología más avanzadas que van permitiendo mayor independencia de la persona sorda.

Un ejemplo de avance de tecnologías que ayudan a los problemas de deficiencia auditiva son los terminales telefónicos: Actualmente se pueden regular el sonido, hay terminales que no pitan con los audífonos, ó incluso prótesis que permiten tener conversaciones telefónicas sin que se produzcan interferencias.

Éstas mejoras tecnológicas, junto la adaptación de la persona con deficiencia al medio que le rodea: aprendizaje de lenguaje labial, gestual….han dado lugar

GUIA DE ADAPTACIÓN DE PUESTOS DE TRABAJO EN OFICINAS PARA PERSONAS CON DISCAPACIDAD AUDITIVA

a la mayor integración de la persona con pérdida auditiva y a la sensación por parte de observadores externos, de que se trata de una persona despistada, en vez de una persona con una discapacidad. Los trabajadores que rodean a las personas sordas, suelen pensar que los errores que se producen son debido a que la persona sorda no está atenta, sin darse cuenta que realmente no pueden escuchar la comunicación.

En conclusión, la persona sorda entiende en su conjunto. Es decir, resulta más fácil comprender una conversación viendo de frente a la persona que habla, observando su entonación, expresión …. ; que mantener una conversación con una persona que apenas está visible, o una conversación que se mantiene entre dos personas ubicadas a grandes distancia. Lo mismo ocurre en la comunicación por teléfono.

Por otro lado, no debemos olvidar que las prótesis mejoran enormemente la calidad de vida del paciente, pero *nunca van a sustituir un oído sano.*

> *Una prótesis mejora la calidad del paciente pero nunca van a sustituir un oído sano.*

Otro de los temas por el que es tan difícil la adaptación a los puestos de trabajo, se debe a la propia **cultura empresarial y mantenimiento de status quo**.

GUIA DE ADAPTACIÓN DE PUESTOS DE TRABAJO EN OFICINAS PARA PERSONAS CON DISCAPACIDAD AUDITIVA

Cultura empresarial y status quo

Una de las adaptaciones necesarias para una persona con pérdida auditiva, es que su ubicación esté bien iluminada y de frente al resto de los trabajadores. Hay empresas, que suelen considerar la mesa de trabajo con buena iluminación, un plus especial para la persona que tiene más estatus jerárquico o simplemente consideran, que el trabajador con mayor antigüedad tiene más derecho a elegir ubicación en el centro de trabajo.

No se trata de normas que estén escritas, pero se asume que forman parte de la cultura o tradición de la empresa, y consideran, que adaptar el puesto de trabajo a la persona con discapacidad, no es un criterio justo si su incorporación en la plantilla de la empresa es de una antigüedad menor, o no disfruta de un mínimo nivel jerárquico en la estructura organizativa de la entidad.

Éste problema se ha visto agudizado en los últimos años, donde las empresas intentan apostar por organizaciones de estructuras jerárquicas más horizontales, eliminando despachos, y buscando una mayor comunicación y trabajo en equipo. De forma, que este tipo de elementos: elegir ubicación en el centro de trabajo, teléfono móvil, teletrabajo, portátil…. se han convertido en el "elemento diferenciador" de un trabajador respecto al resto de compañeros, sustituyendo la pérdida de otros "beneficios" (un ejemplo es el caso de la pérdida de despacho para mandos intermedios) que les diferenciaban del resto de empleados como "grupo privilegiado".

En estructuras organizativas más horizontales: espacios más luminosos ó adaptaciones como el teletrabajo se convierten en el elemento diferenciador de status, sustituyendo antiguos beneficios como disfrutar de despacho.

Otro elemento es el tema de los terminales móviles. En algunas empresas, tener teléfono móvil se relaciona con ser un trabajador "más importante" que los trabajadores que no tienen teléfono móvil. Los trabajadores (y cuando hablo de trabajadores incluyo toda la jerarquía organizativa) pueden considerar que no es justo que por ser sordo pueda desviar las llamadas del teléfono fijo a un móvil para poder escuchar la conversación. La empresa para evitar discrepancias entre compañeros, le puede resultar más cómodo hacer caso omiso de la petición de adaptación de la persona que tiene la deficiencia.

> *A la empresa le resulta más cómodo hacer caso omiso a las demandas de adaptación de un trabajador con discapacidad, evitando hacer frente a potenciales recelos del resto de la plantilla de trabajadores*

Por lo general, y teniendo en cuenta los ejemplos que hemos expuestos, las inversiones o gastos en los que tiene que incurrir una empresa para la adaptación al puesto de una persona con discapacidad auditiva son mínimas, sin embargo, las solicitudes no son bien recibidas y van acompañadas de respuestas del tipo: "como tú hay muchos trabajadores con problemas similares".

> *Las adaptaciones al puesto de trabajo de una persona hipoacusia postlocutiva no suponen grandes inversiones económicas*

22 situaciones problemáticas de las personas sordas postlocutivas en su puesto de trabajo

1) No se pregunta a la persona sorda sobre su adaptación al puesto de trabajo.

   o Incidencia: Las personas solemos opinar de todos los temas. En muchas empresas, se deja a potestad de la unidad jerárquica que decida sobre la adaptación al puesto de trabajo.
   El superior jerárquico de la persona que tiene una discapacidad auditiva, no está capacitado para saber que oye o escucha la persona afectada, así como las necesidades de adaptación. No es la persona que lo sufre y por lo general,

tampoco es un Otorrino o experto en el tema.

- Solución: hablar con la persona que sufre la pérdida ó asesorarse con expertos en el tema: otorrinolaringólogos, audiólogos, logopedas.

En ocasiones, la evaluación la realiza una persona contratada como un técnico de prevención en riesgos laborales. A esto se añade, que el informe que realiza y comunica al servicio médico de medicina laboral de la empresa, "no es vinculante". Lo que implica que el trabajo desarrollado por el técnico no se materialice en nada.

El Informe de adaptación al puesto de trabajo desarrollado por el técnico de evaluación de riesgos laborales no es vinculante.

2) Sentar a la persona con pérdida auditiva al lado de la zona de máquinas (fotocopiadoras, impresoras..) justificando por parte de la empresa, que al tratarse de una persona sorda, los ruidos no van a molestarle.

> *Los ruidos molestan a las personas sordas*

- o Incidencia: Un problema de la hipoacusia está en la discriminación de ruidos de los audífonos. El audífono es un amplificador del sonido, pero al igual que las palabras, los ruidos también se elevan. En la mayoría de los casos, la elevación de los ruidos es mayor que la del sonido, lo que produce que una conversación se entienda muchísimo peor que en un espacio silencioso.

- o Solución: Sentar a la persona sorda lo más lejos posible de la zona de máquinas o de donde se produzca concentración de ruidos.

3) Sentar a la persona de espaldas a la puerta de entrada, a compañeros o de espaldas a zonas de paso.

- o Incidencia: A las personas con pérdida auditiva le supone estar en posición de "hiperalerta" continuada, estando pendiente de quien puede estar hablándole por la espalda, lo que supone un agotamiento constante.

- o Solución: Aunque esté de moda los espacios compartidos y horizontales, en todas las empresas existen zonas de paredes, armarios, donde no son zonas de paso y permiten observar cuando una persona viene de frente o le están hablando.

> *Las personas sordas necesitan comunicarse de frente al origen del sonido o movimiento*

4) Señales de evacuación por megafonía y justificar a la persona con pérdida auditiva que "el volumen de la megafonía suena demasiado alto".

> *Utilizar señales visuales*

- Incidencia: Que la megafonía suena demasiado alto no es discutible, pero la pérdida auditiva solo la conoce la persona sorda que la padece, así como su capacidad para entender el mensaje.

- Solución: Poner Señales de evacuación visuales, flashes en los ordenadores con mensajes de emergencia. Intentar que la persona sorda no esté sola trabajando en la planta.

Si se dispara una alarma, y la megafonía da un mensaje, la persona con pérdida auditiva no es capaz de descifrar lo que dice el mensaje, pudiéndose producir un grave accidente. Por ejemplo, si por megafonía se estuviera indicando que el fuego está en la escalera de incendios y no utilizar la misma.

Algunas empresas tienen la opción del teletrabajo. Una recomendación, sería que las personas con pérdida auditiva disfrutaran de esta opción por dos motivos: 1) no trabajar solas en la zona de trabajo y 2) Permite a la persona descansar mentalmente, al no tener que estar en constante alerta de que persona puede iniciar una conversación a sus espaldas sin la posibilidad de escuchar.

Peligro: una de las opciones que ha puesto en práctica algunas empresas es disponer de personal auxiliar de alarma y evacuación por persona (3 auxiliares mínimo). Aquí nos encontramos con un grave problema: están transfiriendo el problema a terceras personas y como ya ha demostrado la experiencia, nos encontramos con el descontento que se genera por parte de las personas que se les "escoge" voluntariamente, para formar parte del personal auxiliar.

5) No adaptación telefónica. A la persona con discapacidad auditiva le resulta complicado seguir una conversación telefónica: aquí no identifica a la persona, no puede apoyarse de la lectura labial, gestual …. Es decir, falta la comunicación visual. La información la va a recibir exclusivamente vía sonido, por lo que necesita una vía que le permita identificar claramente lo que están diciendo.

- Incidencia: Algunas personas lo solucionan diciendo "si eres sorda" no hables por teléfono. Se busca sacar el máximo rendimiento de tus capacidades y poder desarrollar el trabajo con la mayor autonomía posible como otro trabajador de la empresa.

- Solución: teléfonos adaptados. Muchas veces se puede conseguir desviando las llamadas de un teléfono fijo a un teléfono móvil que permite regular el sonido (Ver anexo 1. Móviles compatibles con audífonos).

La adaptación telefónica es posible y económica

6) Menores subidas salariales por menor IRPF para que el sueldo neto se iguale al de otros compañeros. En España, las personas con discapacidad, cotizan con un IRPF menor que otra persona que no tenga discapacidad. En el caso de la hipoacusia, las personas con

problemas de audición tienen un enorme gasto en la compra de audífonos así como en su mantenimiento: pilas, filtros, limpieza....

> *Los sueldos de las personas con hipoacusias deben de negociarse en salarios BRUTOS, en igualdad de condiciones que el resto de los trabajadores*

- Incidencia: Se está produciendo una clara discriminación en contra de la persona sorda, como si sus necesidades o sus resultados en el trabajo, estuvieran menos valorados.

  En España, las personas con hijos también cotizan menos IRPF que una persona sin descendientes, y eso no implica que su subida de sueldo sea menor para igualarle el salario neto al resto de los compañeros. Las cuentas con Hacienda son personales, independientemente de que la empresa aplique un IRPF como intermediario.

- Solución: Igualar los sueldos **BRUTOS** al resto de compañeros por categoría profesional, funciones... y no centrarse en el sueldo neto.

7) No atender la demanda de adaptación de una persona con discapacidad auditiva cuando ésta la parece y la comunica tanto al servicio médico ó a RRHH.

- Incidencia: RRHH justifica que la persona es discapacitada para la contratación en la empresa pero que una vez se incorpora en la misma, se la considera una persona normal a todos los efectos, e incluso justifica su ausencia de actuación, defendiendo la confidencialidad del asunto.

- Solución: Es un tema confidencial, (para no contarlo sin consentimiento de la persona afectada), pero la realidad es que una vez contratada la persona, la discapacidad no desaparece. La persona sigue teniendo la pérdida auditiva. Si está solicitando ayuda, se debería realizar la mejor adaptación posible a la misma. Eso no implica una campaña de marketing para dar a conocer la situación.

> *Utilizar salas de reuniones para hablar sobre temas sensibles*

8) No reservar sala de reuniones para hablar de temas sensibles con personas con discapacidad auditiva.

Si una persona con pérdida auditiva, solicita una reunión a RRHH, y en el asunto o texto de la misma indica que quiere hablar de su discapacidad, reservar una sala de reuniones para el evento. Está de moda las empresas donde apenas existen despachos. Pero este tipo de empresas cuentas con salas de reuniones para hablar de temas confidenciales o sensibles, así como no molestar al resto de compañeros que estén sentados cerca de donde se está hablando del tema. Nos encontramos con un tema delicado, hablándose al lado de otros compañeros y encima teniendo que elevar el tono de voz porque una persona tiene problemas auditivos.

- Incidencia: Se trata de un tema personal, donde se enteran todas las personas que estén cerca o pasen en ese momento al lado de las personas que están dialogando. Además al ser una persona sorda, el empleado afectado necesita que se eleve la voz. Esto incluye, que la vergüenza que le hace pasar la situación, influya en que la persona sorda responda a todo que sí para acabar cuanto antes la conversación, aunque no se esté enterando de la misma.

- Solución: Reservar o utilizar una sala de reuniones o despacho.

9) Si el técnico de prevención de riesgos laborales va a realizar una evaluación de la adaptación del puesto de trabajo con la persona con discapacidad, realizar las conversaciones en privado por lo mismo que anteriormente mencionado.

- o Incidencia: La persona sorda se sienta incómoda y no puede reflejar la realidad del problema.

- o Solución: Reservar sala de reuniones o despacho.

10) No materializar en acciones las evaluación del puesto de trabajo realizada por el técnico de prevención.

"Necesidad de adaptación al puesto de trabajo= Realización de medidas adecuadas e individuales"

- Incidencia: La persona sorda está dando información de su situación personal con la esperanza de que se le intente proporcionar una solución.

- Solución: materializarlo en acciones concretas. En caso contrario, la situación genera pérdida de tiempo y desconfianza hacia la empresa.

11) Se facilitan plazas de garaje para personas con diferentes capacidades y se reconoce el derecho a una persona sorda, para que en su vehículo antes de subir a la empresa, pueda ajustarse los audífonos; ó incluso se desplaza en coche en caso de lluvia. En este caso la humedad estropea los audífonos y es necesario que los mismos vayan guardados en una caja antihumedad, de forma que la persona sorda se los adapta a la llegada al centro de trabajo

- Incidencia: Se impide que a la persona sorda se le rompan los audífonos y evita que tenga que ir sin oir nada hasta el centro de trabajo. Incluso dentro del vehículo puede ajustarse los mismos: sonidos, limpieza, cambio de pilas, filtros.... Que no queda higiénico realizarlo en una mesa de trabajo ni en el baño, siendo peligroso este último por la humedad.

- o <u>Solución</u>: Conceder la plaza de garaje como a otras discapacidades por las necesidades de adaptación, mantenimiento y cambio suministro (filtros, pilas,.) de las prótesis.

> *Si el teletrabajo es una opción en la empresa, extenderla a las personas con hipoacusia*

12) Las personas que trabajan con audífonos, tanto el hecho de estar alerta de posibles comunicaciones, como el estar escuchando con un volumen elevado los sonidos/ruidos

generan que la persona sorda termine agotada.

- o Incidencia: Agotamiento físico y mental de la persona con hipoacusia por el elevado número de horas que trabaja en la oficina.

- o Solución: empresas que tienen teletrabajo, es una opción para que los trabajadores con pérdidas auditiva trabajen de manera más productiva.

13) Persona que con discapacidad auditiva sentada de frente al personal, le obligan a cambiarse de ubicación de espaldas a los compañeros, porque una persona con mayor antigüedad en la empresa, le gusta la ubicación de la persona con pérdida auditiva.

- o Incidencia: El cambiar de sitio a la persona con discapacidad, le supone agravar su problema de audición (ya hemos comentado que oye en su conjunto: visual+sonido). Si presenta una reclamación a RRHH alegando su dificultad, que la solución por el departamento de RRHH no sea el cambio de departamento y funciones como si se tratara de una persona conflictiva y no de un problema clínico.

- o Solución: Si solo se trata de un capricho (le gusta más ese sitio: caprichos de trabajadores que se comportan con una actitud infantil, según el status quo empresarial) no cambiar al trabajador discapacitado o no cambiarle de departamento para solucionar el problema. Solo genera desconfianza hacia la empresa.

14) Evitar que la persona con la pérdida auditiva esté ubicada en un sitio con la mayor luminosidad posible.

- Incidencia: Las personas con pérdida auditiva, para comunicarse, se apoyan en el lenguaje verbal, labial…

- Solución: Ubicar al trabajador en una zona con buena iluminación.

> *Las personas con hipoacusia necesitan espacios visualmente luminosos*

15) Las personas que se han quedado sordas de pequeñas, es posible que no hayan aprendido a pronunciar correctamente y tengan una especie de "acento diferente".

- Incidencia: Ese acento lo tiene la persona por el problema clínico que sufre y no es algo que realice voluntariamente.

> *La entonación de las personas con hipoacusia no es voluntaria*

- o Solución: Aceptar a la persona tal como pronuncia. En España, según de la región que seas tienes un determinado acento.

16) Utilizar una intérprete de lengua de signos para una conversación o conferencia, donde ninguno de los participantes entiende la lengua de signos.

- o Incidencia: No todas las personas con pérdida auditiva hablan en lengua de signos.

- o Solución: Si no es necesario, no utilizar dicha figura. El coste económico se puede reinvertir en señales luminosas, substitulados, folletos informativos, etc.

> *No todas las personas hipoacusicas hablan lengua de signos*

17) No estar cerca y de frente de la persona sorda. Si la persona que comunica, se encuentra a una distancia alejada, por mucho que grite, es imposible que lo entendamos.

> *Si estás lejos, ¡ya puedes chillar¡*

- o Incidencia: molestar a los compañeros y sentir vergüenza por la manera en que nos gritan. Esto es una guía para trabajos en oficina, lo que indica que como personas civilizadas, no deberíamos gritarnos en el centro de trabajo.

- o Solución: ir hasta la persona y conversar con ella.

> *"¿Por qué tengo que iniciar los trámites de adaptación al puesto de trabajo cada vez que hay un cambio de organigrama en mi empresa?"*

18) Cambio de organigrama en la empresa: la persona afectada tiene que comenzar los trámites de comunicación como si fuera una recién contratada.

- Incidencia: Una empresa puede tener todos los cambios organizativos que desee. Cada vez que se produzca uno, que el trabajador no tenga que iniciar todos los trámites para comunicar su discapacidad.

- Solución: Respetar las adaptaciones realizadas al trabajador y no retirárselas por criterios subjetivos de la empresa (sin relación con la situación clínica del paciente).

19) Homogeneizar en la adaptación de puestos de trabajo los distintos tipos de discapacidades.

- o <u>Incidencia</u>: Generan la misma adaptación a una persona con movilidad reducida que a una persona con hipoacusia.

- o <u>Solución</u>: realizar adaptaciones individualizadas. En este apartado voy a recoger un ejemplo que se practica en empresas. Una de las medidas de evacuación en personas con movilidad reducida es que tenga personal de apoyo para sacar a la persona discapacitada en una silla adaptada. La operación consiste en que primero, evacuan el edificio el resto del personal y los últimos en salir son la persona con discapacidad y el personal de apoyo.

En el caso de persona con pérdida auditiva, no tiene sentido que esperen a que todo el personal abandone el edificio, ya que no dificultan la salida al resto de los trabajadores.

Diferentes discapacidades= distintas adaptaciones

Aquí hay que repetir el malestar que genera en los trabajadores, traspasar el problema de una persona con discapacidad a otros empleados, ya que son "voluntarios obligados" a socorrer, los cuales escoge la empresa, generando una contradicción interna.

A continuación expongo el ejemplo de una empresa española, cuando se solicitaron voluntarios para sacar en una silla especial a una persona de movilidad reducida, el descontento general se dejó caer por lo que la situación implicaba: "Entre dos personas, tenían que coger a la persona en una silla especial y transportarla a volandas. Además suponía dejar salir a todos los trabajadores y ser los últimos en abandonar el edificio".

Lo que suponía una "herramienta de marketing" para la empresa, para los trabajadores representó una situación molesta, y de frustración para los trabajadores voluntarios al no poder negarse.

20) Homogeneizar a todas las personas con hipoacusias con las mismas adaptaciones.

- o Incidencia: Un ejemplo es poner un intérprete de lengua de signos cuando la persona hipoacusia no conoce el mismo.

- o Solución: Utilizar el intérprete solo cuando es necesario y si la persona con hipoacusia se comunica en lengua de signos. Esto es como poner un traductor de chino, en una reunión donde nadie habla dicho idioma.

> *Y de nuevo: ¡No todas las personas con hipoacusia hablan lengua de signos¡*

21) Utilizar medidas de adaptación que la experiencia ha demostrado que son ineficientes.

- Incidencias: Si se han producido situaciones de evacuación, y las acciones de prevención no han funcionado e incluso no se han llevado a cabo por resultar ineficientes, modificarlas y no implantarlas como estándar para todos los discapacitados que trabajen en la misma entidad.

- Solución: realizar medidas de adaptación y prevención individuales. En este apartado quiero resaltar una situación de especial gravedad que se da en una empresa española.

  Cuando solicité la adaptación al puesto de trabajo, y expuse los inconvenientes que tenía, la solución que se aportó fue la que se implantaba a las personas invidentes o con movilidad reducida. Los resultados fueron los siguientes: En uno de los actos de evacuación, se olvidaron de la persona invidente. La buena noticia es que no pasó nada y a la vuelta a los puestos de trabajo de los empleados, la persona seguía trabajando en su sitio. El siguiente ejemplo, en una falsa alarma (falsa porque no sabíamos que el peligro no era real), a los 3 equipos de personal auxiliar encargado de evacuar a una persona de movilidad reducida que se desplazaba en silla de ruedas, se les olvidó evacuarla. Y sí repito, de los 3 equipos auxiliares, ninguno evacuó a la persona con discapacidad. Otra vez hubo suerte, fue una falsa alarma, y la persona se quedó esperando en su puesto de trabajo. Ante esta experiencia, no dejé de sorprenderme cuando la adaptación a mi puesto de trabajo fue el nombrarme 3 equipos auxiliares.

22) Campaña en las empresas de "protección de información entre los trabajadores", fomentando que no se dé información por escrito, se arrime la voz al auricular del

teléfono, se hable bajo y, alertar a los empleados que hay personas que "aunque parezca de película, entienden el lenguaje labial".

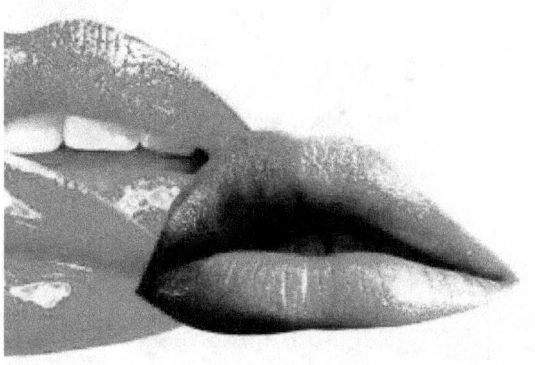

Sí ¡leemos los labios¡

o <u>Incidencia</u>: Entendemos en conjunto: voz, gestos, volumen de entonación, lenguaje labial. Si en la empresa se fomenta lo contrario, nos quedamos **aislados de los grupos.**

- Solución: Si hay transparencia y trabajamos correctamente, ¿Por qué tanto miedo entre trabajadores del grupo?

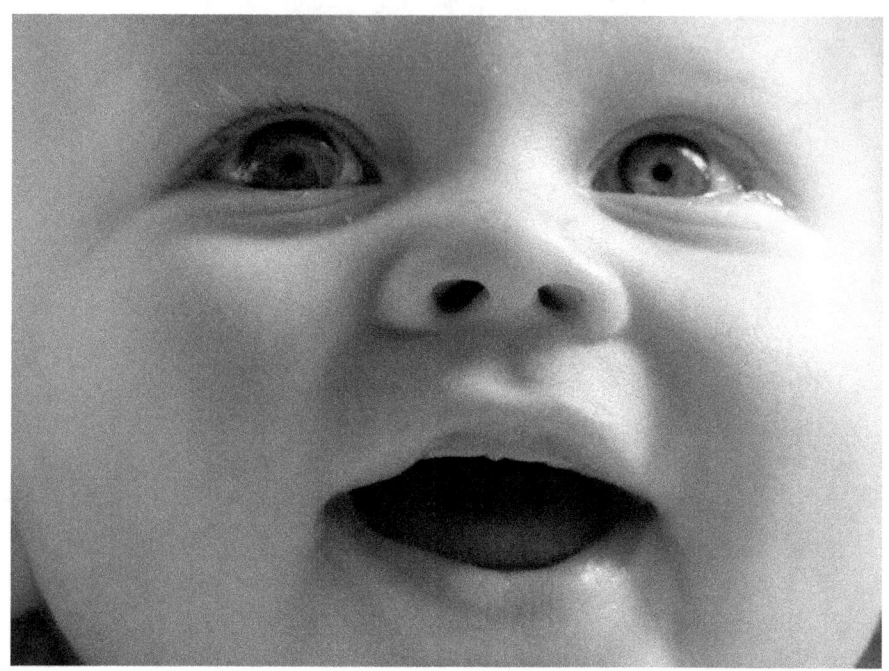

GUIA DE ADAPTACIÓN DE PUESTOS DE TRABAJO EN OFICINAS PARA PERSONAS CON DISCAPACIDAD AUDITIVA

Actuaciones en caso de que la empresa deniegue la adaptación al puesto de trabajo

En caso de no obtener respuesta por parte de la empresa, ya sea por desconocimiento de la discapacidad, falta de tiempo, interés, o indicar que no tienen recursos, se recomienda los siguientes pasos para reclamar los casos de discriminación:

1) Presentar por escrito a doble copia, descripción de los actos objeto de discriminación que se está sufriendo y reclamar que le entreguen una de las copias selladas como justificante.

   Exigir que le respondan por escrito. De no hacerlo en un tiempo prudencial (15 días) o denegarles las medidas, pasar al paso siguiente:

2) Presentar el mismo escrito pero apoyado con artículos que justifiquen los actos (ver más adelante apoyo legal). En caso de que la negativa de la empresa persista:

3) Acudir al órgano competente sobre inspección de trabajo de su Comunidad Autónoma, quien posiblemente levantará acta y tratará de comprobar la veracidad de los hechos. Si se sanciona a la empresa, correrá el riesgo de perder automáticamente las ayudas, bonificaciones y beneficios derivados de la aplicación de los programas de empleo desde la fecha que se cometió la infracción.

4) Paralelamente acudir al orden jurisdiccional social interponiendo una demanda por discriminación. En estos pleitos; existiendo indicios razonables de que ha podido existir discriminación; la carga probatoria recae sobre el empresario.

También está la opción de plantear la cuestión en la Oficina Permanente Especializada del Consejo nacional de discapacidad, cuyo enlace es el siguiente:

http://www.oficinape.msssi.gob.es/.

A pesar de lo expuesto anteriormente, se debe intentar buscar soluciones amistosas con la empresa con el apoyo del comité de empresa y sindicatos.

GUIA DE ADAPTACIÓN DE PUESTOS DE TRABAJO EN OFICINAS PARA PERSONAS CON DISCAPACIDAD AUDITIVA

Mujer, madre y sorda postlocutiva

En el momento que una mujer trabajadora se queda embarazada, además de las adaptaciones demandadas como trabajador sordo, deberán añadir aquellas que le puedan afectar por embarazo o encontrarse en situación de lactancia.

Es fundamental que se atienda las necesidades de demandas de adaptación de las madres sordas postlocutivas, ya que además de los problemas mencionados hasta ahora en el presente manual, las mujeres en general se van a encontrar con los siguientes problemas:

> ➢ Tienen un menor salario.
>
> ➢ El punto anterior conlleva un nivel de prestaciones menor: a menor sueldo, menor prestación por maternidad, enfermedad, pensión..

> ➤ La esperanza de vida de las mujeres es mayor que la de los hombres. Van a vivir más años con menor calidad de vida.
>
> ➤ El 50% de los matrimonios celebrados recientemente termina en un divorcio.
>
> ➤ Las mujeres, en el momento del divorcio, disminuyen su nivel de vida.
>
> ➤ En la mayoría de los casos, la custodia por hijos suele recaer en la madres, lo que limita su carrera profesional.

En conclusión, la mujer sorda postlocutiva, además de todos los problemas que pueda arrastrar por su deficiencia, se añaden los de discriminación de género, que se agravará con el aumento de responsabilidades familiares e ingresos menores por su desempeño profesional.

Discapacidad y marketing en empresas

Actualmente, hay empresas que contratan trabajadores con discapacidad ya sea por los incentivos económicos que presentan, por estar obligados frente la ley o sencillamente por estar sensibilizados.

Otras empresas, utilizan los beneficios que puedan obtener de contratar a personas con discapacidad por el desempeño de trabajo que desarrollan a un coste más económico, y a su vez, se convierten en una verdadera herramienta de marketing: campañas televisivas, publicidad mediante periódico, radio..etc. En la mayoría de los casos, destinan mayor volumen económico a la propia campaña de marketing, que a reinvertir en adaptaciones a los puestos de trabajo de los empleados o incluso a formación.

Estas empresas se encuentran muy focalizadas en los beneficios que puedan obtener mediante sus campañas publicitarias. Esto origina, que este tipo de entidades se centren más en personas que padezcan una discapacidad que se pueda "vender"; es decir, que en

GUIA DE ADAPTACIÓN DE PUESTOS DE TRABAJO EN OFICINAS PARA PERSONAS CON DISCAPACIDAD AUDITIVA

una simple foto, sea perceptible por las personas que ven la imagen, la deficiencia de la persona afectada: como son el caso de personas con movilidad reducida y que necesitan silla de ruedas para desplazarse o invidentes con el bastón o el perro lazarillo; es decir, que sean apreciables a primera vista.

En esta cultura empresarial, las personas con hipoacusia postlocutiva no son muy apreciadas, ya que en una foto pasarían totalmente desapercibidas ante el observador que está recibiendo la propaganda de la empresa. Incluso aunque la persona sorda se comunicara en lengua de signos, este gesto tampoco sería apreciable en una foto.

Otro ejemplo de cómo determinadas empresas se focalizan en este tipo de marketing, es cuando invitan a la prensa a que visiten sus instalaciones y en ellas, contratan a un intérprete de lengua de signos, con la particularidad de que nadie en esa entidad conoce el lenguaje. (Ya mencioné en su momento: es como contratar un traductor de chino en una conversación donde ninguno de los interlocutores conoce el idioma).

En este tipo de entidades, una discapacidad discreta, que no promociona a la empresa en su responsabilidad social corporativa, no recibirá el mismo nivel de atenciones que otro tipo de discapacidad más visible.

> *Una discapacidad discreta NO es una "herramienta de marketing" para la empresa*

GUIA DE ADAPTACIÓN DE PUESTOS DE TRABAJO EN OFICINAS PARA PERSONAS CON DISCAPACIDAD AUDITIVA

Penalización en caso de incumplimiento por parte de la empresa y accidente.

En caso de que se produzca un accidente o enfermedad profesional – y el empresario haya hecho caso omiso a la solicitud de adaptación del puesto de trabajo- , en el centro o lugares de trabajo donde se han ignorado los dispositivos de precaución reglamentarias, todas las prestaciones económicas derivadas del accidente, aumentarán de un 30 a un 50 por cien, recayendo directamente sobre el empresario infractor, no pudiendo ser objeto de seguro, siendo nulo de pleno derecho cualquier pacto que se realice para compensar los daños.

Un ejemplo estaría la solicitud de señales lumínicas para el caso de evacuación.

Volviendo a los ejemplos mencionados anteriormente: una gran empresa en España, montó un sistema de evacuación que consistía en tres equipos auxiliares para la persona con discapacidad. La experiencia mostró lo siguiente:

***GUIA DE ADAPTACIÓN DE PUESTOS DE TRABAJO EN
OFICINAS PARA PERSONAS CON DISCAPACIDAD AUDITIVA***

En dos evacuaciones se olvidaron de las personas discapacitadas: la primera fue el caso de una persona invidente y en el segundo caso la de una persona con movilidad reducida que se desplazaba en silla de ruedas.

Después de esa negativa experiencia, seguían utilizando las mismas medidas para todo el colectivo de discapacidades, sin diferenciar por tipos de deficiencia. (¡**Dios que miedo**¡).

Medidas de fomento para incorporación al mundo laboral de personas sordas

Las siguientes medidas, estás inspiradas de una presentación realizada por el Servicio de Empleo Público Estatal (SEPE) en Octubre del 2012 y trata de servir de guía tanto para empleadores como para trabajadores.

Para facilitar su comprensión, vamos a presentarlo en

- *Contratación de trabajadores con discapacidad en el sistema ordinario de trabajo.*

- *Contratación de trabajadores con discapacidad por cuenta propia.*

- *Empleo con apoyo trabajadores con discapacidad.*

tres apartados:

Contratación de trabajadores con discapacidad en el sistema ordinario de trabajo.

En el artículo 38 de la Ley 13/1982 de Integración Social de Minusválidos (LISMI) recoge una CUOTA DE RESERVA para todas aquellas empresas públicas o privadas que empleen a un número de trabajadores fijos mayor de 50. La cuota destinada a contratación de personas con discapacidad no podrá ser inferior al 2% salvo convenio colectivo o voluntad del empresario, siempre que cumpla las siguientes medidas alternativas (Real Decreto 364/2005):

1.- Imposibilidad de que los Servicios de Empleo público puedan atender la oferta de empleo después de haber desarrollado las gestiones necesarias.

2.- Acreditación por parte de la empresa de motivos de organización, técnico o económico impida a la empresa contratar a personas con discapacidad para realizar las tareas.

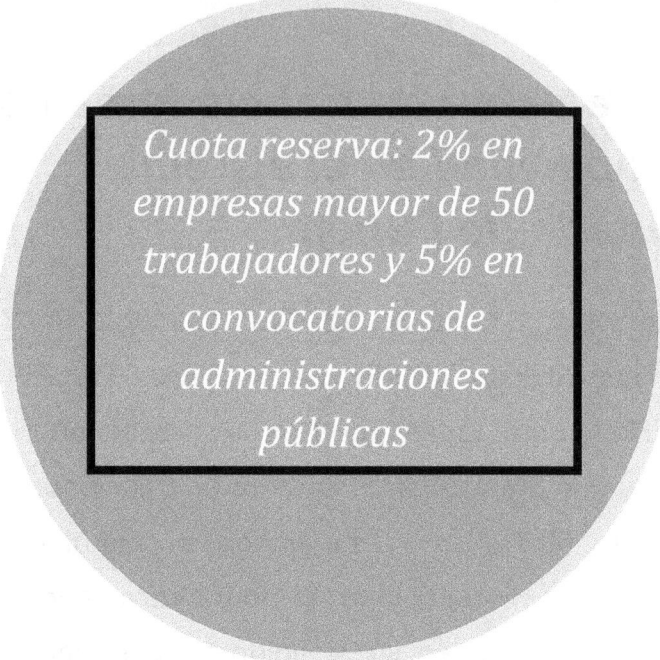

Cuota reserva: 2% en empresas mayor de 50 trabajadores y 5% en convocatorias de administraciones públicas

Otras medidas alternativas menos relevantes, serían:

3.- Realización de un contrato mercantil o civil con un centro especial de empleo o con un trabajador con discapacidad.

4.- Realización de donaciones y acciones de patrocinio.

Por otro lado, la administración pública tiene obligación de reservar el 5% de plazas públicas de convocatorias para personas con discapacidad. (Ley 7/200/ del Estatuto Básico del Empleado Público y Ley 30/1984 de la Función Pública).

Dependiendo del tipo de contratación, la empresa puede recibir las siguientes ventajas por la contratación de personas con discapacidad:

> Si el *contrato realizado a la persona con discapacidad es* **indefinido** (Real Decreto 1451/1983 –Real Decreto170/2004 – Ley 43/2006), y a jornada completa, el empleador recibirá: 3.907 €, por cada contrato que realice. Si el contrato que se realiza es a jornada parcial, la cantidad a recibir se reducirá proporcionalmente en función de la jornada establecida.

> Si el empleador necesita **adaptar el puesto de trabajo**, o dotarlo de equipos de protección o eliminación de barreras, el empleador recibirá una subvención de 902 €.

Dependiendo del tipo de contrato, la empresa percibirá ventajas económicas por cada contrato que formalice, bonificaciones en la cuota a la seguridad social, deducciones en impuestos y otras subvenciones

Por otro lado, durante la vigencia del contrato, el empleador tendrá las siguientes **bonificaciones a las cuotas de la seguridad social**:

- o Si el trabajador contratado es menor de 45 años: 4.500 €/año (si además se trata de una mujer: 5.350 €/año).
- o Si la persona contratada tiene 45 años o más la bonificación será de 5.700 €/año.

En caso de discapacidad severa:

- o Si el trabajador es menor de 45 años: 5.100 €/año (en caso de mujer: 5.950 €/año).
- o En caso de que el trabajador tenga más de 45 años: 6.300 €/año.

En el Impuesto de Sociedades la empresa podrá aplicarse deducciones en la cuota íntegra hasta un máximo de 6.000 € por persona y año en que haya incrementado el promedio de trabajadores con discapacidad en la plantilla.

OTRAS SUBVENCIONES

Todas aquellas subvenciones específicas de apoyo a programas de empleo de personas con discapacidad según el Real Decreto 70/2007,

> Si el *contrato realizado a la persona con discapacidad es* **temporal** *de fomento de empleo* (Ley 43/2006. Disposición Adicional 1ª), y cumplen los siguientes requisitos:

- Duración del contrato entre 12 meses y tres años.
- El trabajador tendrá derecho a una indemnización de doce días por año trabajado.
- En los doce meses anteriores, la empresa empleadora no puede haber extinguido contratos indefinidos por despido reconocidos procedente, improcedentes o despidos colectivos.

Las bonificaciones a la cuota de la seguridad social durante vigencia del contrato serán las siguientes:
- Si el trabajador es menor de 45 años: 3.500 €/año (Si se trata de una mujer el importe es de 4.100 €/año).
- Si el trabajador tiene más de 45 años: 4.100 €/año (En caso de mujer 4.700 €/año).

En caso de personas con discapacidad severa:

- Si el trabajador tiene menos de 45 años: 4.100 €/año (4.700 €/año si es mujer).
- En caso de que el trabajador tenga 45 años o más: 4.700 €/año (5.300 €/año si es mujer).

En el caso de contratación temporal, la empresa podrá recibir **incentivos por adaptación de puestos de trabajo**. Si la contratación se transforma en indefinido, disfrutará de las mismas ventajas que el contrato indefinido inicial.

En caso de desarrollar un **contrato formativo** para personas con discapacidad (Estatuto de los Trabajadores: Artículo 11 y Disposición Adicional Segunda) y se cumplan las siguientes características:

- Duración entre 12 meses y tres años (Salvo que el Convenio colectivo disponga otra cosa no pudiendo ser inferior a seis meses).

- La persona con discapacidad no puede tener la titulación necesaria para emplearla con un contrato en prácticas.
- No hay límite de edad.
- El primer año de trabajo, el tiempo efectivo laboral no puede ser superior al 75% de la jornada laboral y de un 85% durante el segundo y tercer año.

Los incentivos para la empresa serían los siguientes:
- Si la plantilla de la empresa es inferior a 250 trabajadores, la reducción del 100% de todas las cuotas a la seguridad social.
- Si la plantilla de los trabajadores es superior a 250 trabajadores, reducción del 75% de todas las cuotas de la Seguridad Social.
- En caso de que no se reúnan los requisitos anteriores para reducción de la cuota de la seguridad social de un 75% o 100%, se aplicará una reducción de un 50% de cuota empresarial a la

- seguridad social por todos los contratos de formación y aprendizajes.
- o Reducción del 50 % de la cuota empresarial a la Seguridad Social por los contratos para la formación y el aprendizaje (esta reducción será aplicable si no se reúnen los requisitos para aplicar la general del 100 % o del 75%.).
- o Estos contratos se bonificarán un 100% de las cuotas de los trabajadores a la Seguridad Social durante la vigencia de los mismos y posibles prórrogas.
- o En caso de transformación de este contrato en indefinido, reducción de 1.500 euros/año durante 3 años. En caso de mujeres la cantidad asciende a 1.800 €/año. (Ley 3/2012).

Si el contrato con la persona con discapacidad es en prácticas y cumple los siguientes requisitos:
- o Duración entre seis meses y dos años.
- o El trabajador debe de haber terminado los estudios universitario o de formación

profesional de grado medio o superior o título oficialmente reconocido como equivalente (según las leyes reguladoras del sistema educativo vigente de acuerdo con los previsto en la ley Orgánica 5/2002 del 19 de junio de Cualificaciones y de la Formación Profesional).
- La realización del contrato deberá de estar dentro de los seis años siguientes a la finalización de los estudios.

Los **incentivos** serán los siguientes:

50% de la cotización de la cuota empresarial de la Seguridad Social por contingencias comunes en contratos en prácticas.

En caso de que el anterior contrato se transforme en indefinido durante 3 años, **bonificación** de 41,67 €/mes (500 €/año) y 58,33 €/año (700 €/año) en caso de mujeres. (Ley 3/2012)

GUIA DE ADAPTACIÓN DE PUESTOS DE TRABAJO EN OFICINAS PARA PERSONAS CON DISCAPACIDAD AUDITIVA

En caso de que el contrato sea igual o superior a 12 meses, la empresa podrá disfrutar de **Otras ayudas** para la adaptación al puesto de trabajo, eliminación de barreras o dotación de medios de protección personal.

Si se realiza un contrato **de interinidad** con la persona con discapacidad y se cumplen las siguientes características.

- o Sustitución de un trabajador con discapacidad que se encuentre de baja por incapacidad transitoria por otro trabajador desempleado con discapacidad.

La empresa tendrá una **bonificación** del 100% de la cuota empresarial a la Seguridad Social durante la vigencia del contrato.

Contratación de trabajadores con discapacidad por cuenta propia

Existe un programa de promoción de empleo autónomo para personas con discapacidad (Orden 1.622/2007) que establece:

- Subvenciones de máximo hasta 10.000 € por establecimiento como trabajador autónomo.
- En caso de necesidad de préstamo para la constitución de la persona con discapacidad como trabajador autónomo, reducción de hasta cuatro puntos sobre el interés fijado por la entidad financiera que concede el préstamo.
- Subvención de un 75% para asistencia técnica en cuantía del 75% del coste de los servicios prestados con un tope de hasta 2.000 €.

En caso de prestación por desempleo, es posible solicitar el abono del valor actual del importe de la prestación por desempleo de nivel contributivo a los beneficiarios de la misma en determinados supuestos (Real Decreto 1045/85, Ley 45/2002 –Disposición Transitoria 4ª. Real Decreto 1413/2005), conocido como **capitalización de las prestaciones por desempleo y subvenciones a la cuota a la seguridad social.**

También se aplicarán un 50% de Bonificaciones de cuotas a la Seguridad Social (Ley 45/2002 Disposicion Adicional 11, en redacción dada por la Ley 43/2006 Disposición Final Secta), durante los 5 años siguientes a la fecha de alta de la cuota que resulte de aplicar la base mínima el tipo vigente en cada momento en el Régimen Especial de Trabajadores Autónomos.

Empleo con apoyo trabajadores con discapacidad

Se desarrollarán acciones de apoyo, orientación y acompañamiento individualizado en el puesto de trabajo, desarrollado por preparadores laborales especializados, con objeto de facilitar la adaptación social y laboral en personas con discapacidad y dificultades especiales de integración.

GUIA DE ADAPTACIÓN DE PUESTOS DE TRABAJO EN OFICINAS PARA PERSONAS CON DISCAPACIDAD AUDITIVA

El programa va destinado a aquellas personas inscritas en los Servicios Públicos de empleo, demandantes de empleos no ocupados y contratados por Centros Especiales De empleo y que se encuentren en el caso de discapacidad auditiva, con un grado de minusvalía reconocido igual o superior al 65%. Deberán ser contratados mediante un contrato indefinido o de duración como mínimo de 6 meses.

En caso de que proceda de un Centro Especial de Empleo, quedarán en él en situación de excedencia voluntaria.

El importe de la subvención destinada en caso de contratación al empleo con apoyo será para el caso de personas sordas y con discapacidad auditiva con un grado de minusvalía reconocido igual o superior al 33%: 2.500 €/anuales.

La subvención se destinará a financiar los costes laborales y de Seguridad Social que se generen durante el desarrollo del proyecto derivado de la contratación de preparadores laborales. Dicha contratación puede haberse realizado tanto en el desarrollo del proyecto como con anterioridad al inicio del mismo.

GUIA DE ADAPTACIÓN DE PUESTOS DE TRABAJO EN OFICINAS PARA PERSONAS CON DISCAPACIDAD AUDITIVA

Integración de trabajadores con discapacidad en el sistema protegido de trabajo.

Estaríamos hablando de Centros Especiales de Empleo (Ley 13/1982 de Integración Social de Minusválidos – LISMI- Real Decreto 2.273/85 y Orden Ministerial 16/10/1998. Art 41 LISMI.

Está destinado a aquellas personas que por su discapacidad no puedan ejercer una actividad laboral en condiciones habituales.

Los objetivos de los Centros Especiales de Empleo son:

- o Ser un medio de integración de personas con discapacidad al régimen de trabajo normal.
- o Asegurar un trabajo remunerado y la prestación de servicios de ajuste

personal y social que requiera la persona con discapacidad.
- o Realizar un trabajo productivo que le permita participar de manera regular en las operaciones de mercado.

Las relaciones de trabajo serán de carácter especial:
- o Se puede establecer un contrato a jornada completa pero por sus circunstancias personales con un rendimiento inferior al normal en un 25%.
- o Se puede establecer un periodo de adaptación que no podrá exceder de seis meses.
- o Las modalidades de contrato de trabajo podrán ser cualquiera de las previstas en el artículo 15 excepto el trabajo a domicilio.

Las ayudas y subvenciones en Centros Especiales de Empleo pueden estar destinadas a:
- o Creación o ampliación del Centro Especial de Empleo (proyecto

generadores de empleos). En estos casos hay subvenciones por importe de:
- 12.020,24 € por puesto creado estable, siempre que el número de trabajadores con discapacidad supere el 90% de la plantilla.
- 9.015, 18 € por puesto estable siempre que el número de trabajadores con discapacidad en plantilla esté entre el 70% y el 90%.
- Asistencia técnica (estudios, viabilidad, auditorías..)
- Intereses de préstamos hasta un máximo de tres puntos sobre el tipo de interés contratado con la entidad financiera que tengan establecido el convenio.
- Inversión fija en proyectos de interés social.

También se dan ayudas para apoyo al mantenimiento de los puestos de trabajo, como son las siguientes:
- Subvención del coste salarial (hasta el tope máximo del 50% del Salario Mínimo interprofesional.

- Subvenciones para adaptación al puesto y eliminación de barreras
- Se dará una única vez subvenciones para equilibrar financieramente el Centro de Empleo Especial.
- Subvención a equilibrar el presupuesto del Centro Especial de Empleo que no tenga ánimo de lucro o haya sido declarada de utilidad pública
- Asistencia técnica
- Bonificación del 100% de la cuota de contingencias a la seguridad Social tanto en contrato indefinido como temporal.

Por último destaca las ayudas destinadas a las Unidades de Apoyo a la actividad profesional (Real Decreto 469/2006).

Conclusiones

En la mayoría de los casos, las adaptaciones al puesto de trabajo en centros de oficinas, para personas que padecen una discapacidad auditiva no son económicamente significativas, ni representan un coste elevado para la empresa. Sin embargo, el no llevarlas a cabo, impide el correcto desempeño de las labores asignadas al trabajador que padece la deficiencia, afectando tanto a su desarrollo profesional, promociones laborales, como a la relación con el resto de los compañeros de trabajo, provocando un gran desgaste de energía en el entorno laboral.

La falta de adaptación al puesto de trabajo, ocasiona que puedan percibir a la persona discapacitada como una persona desconfiada, que tiende cada vez a comunicarse menos y aislarse del entorno.

La razón de esta guía, es dar a conocer tanto a las personas con discapacidad auditiva, como a los empleadores, las dificultades a las que se enfrenta una persona con este tipo de deficiencia y a su vez, sensibilizar e informar al personal directivo de como el desconocimiento por parte de la dirección puede llevar en muchos casos al fracaso de la inserción e integración socio laboral.

Cómo definíamos al inicio de esta guía, una persona sorda postlocutiva es una persona que la deficiencia se ha producido una vez que ha aprendido el lenguaje.

La pérdida de audición puede haber sido brusca o lenta, debido a una enfermedad, accidente, ingestión de medicamento ototóxico, etc. dejando una secuela en la audición irreversible, trasladando a la persona que lo sufre, de manera involuntaria, del "mundo de los oyente" a una pérdida de "percepciones sensoriales" que recibía a través de uno o ambos oídos. Con esto, envío un mensaje recogido de la asociación de postlocutivos EUNATE: **"TODOS LOS OYENTES SOMOS CANDIDATOS POTENCIALES PARA SER SORDOS POSTLOCUTIVOS"**.

Actualmente, hay empresas que gastan grandes inversiones en marketing a favor de personas con discapacidad como instrumento de responsabilidad social corporativa, pero éstas partidas económicas, no se traducen en destinar los recursos necesarios a la adaptación de los medios al trabajador.

Cuando se contrata una persona con una deficiencia auditiva, para el mismo nivel de cualificación, la persona con discapacidad cuesta económicamente menos a la empresa: el sueldo suele ser menor, disfruta de beneficios en las cuotas a la seguridad social, recibe incentivos, aplica bonificaciones en sus cuotas de cotización, etc. Una buena opción, sería reinvertir esos beneficios en la formación y adaptación al puesto de trabajo de la persona que lo necesita.

La experiencia nos indica, que suelen ser los trabajadores los que se ven obligados a adaptarse al puesto de trabajo, tanto para evitar la pérdida del mismo como represalias por parte de la empresa.

Siempre que se realice una evaluación del puesto de trabajo, se debe tener en cuenta que no todos los trabajadores son iguales, ni formular hipótesis sobre los riesgos para la salud y la seguridad de una determinada discapacidad. Por lo general, tanto las empresas como los técnicos de prevención, suelen utilizar evaluaciones estándar aplicándolas para cualquier puesto de trabajo, discapacidad o empresa.

El resultado, genera la impresión de que el técnico en la evaluación ha cogido un texto de "internet" y su evaluación ha consistido en lo que llamamos un "copia – pega" de otra evaluación, sin tener en cuenta las diferentes discapacidades.

> *Las evaluaciones de riesgos deberían ser individuales : " no todas las discapacidades son iguales".*

En conclusión, las evaluaciones de riesgo deben de "**recoger las diferencias individuales de los trabajadores**"

Para finalizar, este manual-guía, debería ser imprescindible que estuviera en manos de los empleadores, así como de los técnicos de prevención, trabajadores sociales, abogados y profesores de profesionales cuyos objetivos esté destinado a trabajar con personas que tengan necesidades especiales. De esta manera, cuando una persona con pérdida auditiva, comente las dificultades que está teniendo en su empleo y como se podría adaptar su puesto de trabajo, tengan una orientación clara de los inconvenientes a los que se enfrentan las personas con este tipo de discapacidad.

Que la discapacidad no sea apreciable en una foto, no quiere decir que no exista.

Animo a todos los que se están encontrando con este tipo de problemas, a que reclamen una adaptación que permita mantener su empleo y disfrutar de las promociones profesionales en las que participan el resto de compañeros.

GUIA DE ADAPTACIÓN DE PUESTOS DE TRABAJO EN OFICINAS PARA PERSONAS CON DISCAPACIDAD AUDITIVA

Anexo 1. Móviles compatibles con audífonos

La Comisión Federal de Comunicaciones*** ha establecido cuales son los requisitos que deben cumplir los proveedores y fabricantes de telefonía móvil, con el propósito de beneficiar a aquellas personas que necesitan el uso de audífonos en las comunicaciones con teléfonos móviles.

A la hora de elegir un terminal compatible con el audífono se deben tener en cuenta dos tipos de calificaciones:

a) Calificaciones M: interferencia reducida del audífono:

*** Comisión Federal de Comunicaciones: Agencia estatal independiente de Estados Unidos, bajo responsabilidad directa del Congreso. Es la encargada de la regulación (incluyendo censura) de telecomunicaciones interestatales e internacionales como la radio, televisión, redes inalámbricas, teléfonos satélites y cable.

Algunas personas con pérdida auditiva y usuarias de audífonos, experimentan un silbido o zumbido cuando utilizan el teléfono móvil en sus conversaciones. Esto es debido a que los elementos electrónicos del interior del audífono, registran la frecuencia radial y/o la interferencia electromagnética que emite el teléfono.

La Comisión Federal de Comunicaciones exige que los terminales móviles cumplan los requisitos M: M3 o M4, debido a que son menos probables que generen interferencia con los audífonos. De ambas, M4 es la de mejores resultados y más alta calificación.

b) Calificaciones T y su compatibilidad con los audífonos con bobinas telefónicas:

Algunos audífonos llevan incorporado un dispositivo llamado bobina telefónica para utilizar tanto en terminales móviles como en dispositivos de ayuda auditiva.

La Comisión Federal de comunicaciones exige que los terminales móviles con calificación T cumplan la calificación de T3 o T4. De ambas, T4 es la de más calificación.

Estas calificaciones no garantizan que el teléfono móvil funcione con un audífono en particular. Para ello, es importante probar diferentes terminales móviles que cumplen estas calificaciones, para ver cual se adapta mejor a cada situación personal.

A continuación expongo una tabla donde se incluyen un conjunto de terminales móviles compatibles con audífonos. Además se añade otra calificación según su nivel de funcionalidad, diferenciando en:
- Bueno: Incluye llamadas, envío de mensajes de texto, acceso a internet y GPS.
- Mejor: teléfono con cámara, bluetooth, correo electrónico móvil y teclado Qwerty.

- Supremo: Incluye pantalla táctil, transmisión de datos a alta velocidad, video capacidad Wi-Fi y Smartphones.

En la tabla pueden apreciar una lista de los terminales compatibles con audífonos, disponibles en la tienda "Cricket", cuya dirección podéis encontrar en la fuente de la tabla

GUIA DE ADAPTACIÓN DE PUESTOS DE TRABAJO EN OFICINAS PARA PERSONAS CON DISCAPACIDAD AUDITIVA

Celular	Nivel de funcionalidad	Calificaciones HAC		Otras interfaces
Alcatel Authority (ADR3010C)	Mejor	M4	T3	Wi-Fi (sólo datos)
Apple iPhone 4	Supremo	M4	T4	Wi-Fi (sólo datos)
Apple iPhone 4S	Supremo	No disponible	No disponible	Wi-Fi (sólo datos)
Apple iPhone 5	Supremo	M4	T4	Wi-Fi (sólo datos)
BlackBerry Curve 8530	Supremo	M4	T4	Wi-Fi (sólo datos)
BlackBerry Curve 9350	Mejor	M4	T3	Wi-Fi (sólo datos)
Cricket CAPTR II (A210)	Mejor	M4	T4	---
Cricket MSGM8 II (A310)	Mejor	M4	T4	---
Cricket TXTM8 3G (A410)	Mejor	M4	T4	---
Cricket Engage LT	Mejor	M4	T3	Wi-Fi (sólo datos)
HTC Desire C (H1000C)	Mejor	M4	T4	Wi-Fi (sólo datos)
HTC One SV	Supremo	M3	T3	Wi-Fi (sólo datos)
HTC One V	Supremo	M4	T4	Wi-Fi (sólo datos)
Huawei Ascend (M860)	Supremo	M3	---	Wi-Fi (sólo datos)
Huawei Ascend II (M865)	Supremo	M4	T3	Wi-Fi (sólo datos)
Huawei Ascend Q	Bueno	M4	T4	Wi-Fi (sólo datos)
Huawei M750	Mejor	M4	---	---
Huawei Mercury (M886)	Supremo	M4	T4	Wi-Fi (sólo datos)
Huawei Pillar (M615)	Mejor	M4	T4	---
Kyocera Domino (S1310)	Bueno	M4	T4	---
Kyocera Hydro	Bueno	M4	T4	Wi-Fi (sólo datos)
Kyocera Kona (S2150)	Bueno	M4	T4	---
Kyocera Luno (S2100)	Mejor	M4	T4	---
Kyocera RIO (E3100)	Mejor	M4	T4	---
Kyocera S1300	Bueno	M3	---	---
Kyocera ZIO (M6000)	Supremo	M4	T4	Wi-Fi (sólo datos)
LG Optimus (LW690)	Supremo	M4	T3	Wi-Fi (sólo datos)
LG Optimus Regard (LW770)	Mejor	M4	T3	Wi-Fi (sólo datos)
Samsung Chrono (R261)	Mejor	M4	T4	---
Samsung Comment (R380)	Mejor	M4	T4	---
Samsung Comment II (R390)	Mejor	M4	T4	---
Samsung Galaxy SIII (SCH-R530C)	Supremo	M4	T3	Wi-Fi (sólo datos)
Samsung Galaxy S IV	Supremo	M4	T3	Wi-Fi (sólo datos)
Samsung Indulge (R915)	Supremo	M4	T4	Wi-Fi (sólo datos)
Samsung Messager Touch (R631)	Mejor	M4	T3	---
Samsung Stunt (R100)	Bueno	M4	T4	---
Samsung Suede (R710)	Mejor	M3	T3	---
Samsung Transfix (R730)	Supremo	M4	T3	Wi-Fi (sólo datos)
Samsung Vitality (R720)	Supremo	M4	T4	Wi-Fi (sólo datos)
ZTE Chorus (D930)	Mejor	M4	T3	---
ZTE Engage (V8000)	Supremo	M4	T4	Wi-Fi (sólo datos)
ZTE Groove (X501)	Bueno	M4	T3	Wi-Fi (sólo datos)
ZTE Memo (A415)	Mejor	M4	T4	---
ZTE Score (X500)	Bueno	M4	T3	Wi-Fi (sólo datos)

Fuente: http://espanol.mycricket.com/hac

Anexo 2. Organismos de interés en el entorno laboral

Instituto Regional de Seguridad y Salud en el Trabajo

C/ Ventura Rodriguez, 7

28008 Madrid

GUIA DE ADAPTACIÓN DE PUESTOS DE TRABAJO EN OFICINAS PARA PERSONAS CON DISCAPACIDAD AUDITIVA

Anexo 3. Otros organismos

Instituto Regional de Seguridad y Salud en el Trabajo

C/ Ventura Rodríguez, 7
28008 Madrid
Telf.: 900 71 31 23
e-mail: *irsstprevencion@madrid.org*

Inspección Provincial de Trabajo

C/ Ramírez de Arellano, 19
28043 - Madrid
Telf.: 91 363 56 00

Instituto Nacional de Seguridad e Higiene en el Trabajo

C/ Torrelaguna, 73
28027 Madrid
Telf.: 91 363 41 00
www.mtas.es/insht/principal/consul_cnnt.htm

Fundación para la Prevención de Riesgos Laborales

C/ Príncipe de Vergara, 108 6ª Planta
28002 Madrid
Telf.: 91 535 89 15
www.funprl.es
e-mail: *fundacion@funprl.es*

Agencia Europea de Seguridad y Salud en el Trabajo

C/ Gran Vía, 33
48009 Bilbao
Telf.: 94 479 43 60

Anexo 4. Asociaciones de sordos por Comunidad Autónoma

ANDALUCÍA

AGRUPACIÓN DE SORDOS DE ALMERÍA
CTRA GRANADA 131.
EDIF S. CLEMENTE ENTRE
04008 ALMERÍA
TEL 950/254218

PARROQUIA SAN PAULINO
C/ CÁDIZ 3
11160 BARBATE, CÁDIZ
TEL 956/432897

APASORD-JEREZ
C/ RANCHO COLORES S/N.
11408 JEREZ DE LA FRONTERA, CÁDIZ
TEL-FAX 956/142368

ASPASA-ALMERÍA
C/ CARRERA LIMONEROS, 15
TEL 950/260516
FAX 950/244790

ASOC DE SORDOS DE CÁDIZ
C/ STA ELENA 2 1ª PLANTA
EDIF. LAS CALESAS
11006 CÁDIZ
TEL 956/200917

RESID. ESCOLAR DE EDUC. ESPECIAL DE SORDOS
C/ RANCHO DE COLORES
S/N. APTDO 1878
11404 JEREZ DE LA FRONTERA, CÁDIZ
TEL 956/237117

GUIA DE ADAPTACIÓN DE PUESTOS DE TRABAJO EN OFICINAS PARA PERSONAS CON DISCAPACIDAD AUDITIVA

ASOC. SORDOS NTRA SEÑORA DE LA MERCED
C/ SANTO DOMINGO 6-8 BAJO
11404 JEREZ DE LA FRONTERA, CÁDIZ
TEL 956/347038

ASOC. DE SORDOS VIRGEN DE LOS MILAGROS
C/ NEVERIA 29
11500 PUERTO DE SANTA MARÍA, CÁDIZ
TEL 956/542199

ASPAS-CÓRDOBA
PLAZA DE LA MAGDALENA 3
14002 CÓRDOBA
TEL-FAX 957/764868

ASOCIACIÓN PROV. DE SORDOS DE CORDOBA
AVDA DEL CORREGIDOR 6
14004 CORDOBA
TEL 957/421226

CENTRO CONCERTADO LOPE DE VEGA
C/ PEÑAS MONTAÑESAS S/N
14010 CORDOBA
TEL 957/260187

ASPRODES-GRANADA
PASEO DE LA BOMBA 15 2º D
18008 GRANADA
TEL-FAX 958/222082

APA COLEGIO DE SORDOS SAGRADA FAMILIA
CARRETERA DE LA SIERRA 9
18008 GRANADA
TEL925/ 224638

AGRUPACIÓN DE SORDOS
PLAZA GIRONES 7 DPDO
18009 GRANADA
TEL 958/222436

ASOC. DE SORDOS VIRGEN DE LA CABEZA
C/ SAN CRISTOBAL 3 ENTLO
18600 MOTRIL, GRANADA
FAX 958/600525

AS. CULTURAL DE SORDOS
PASO INDEPENDENCIA 19 ENTRE PLANTA
21002 HUELVA
TEL 959/284240

ASPRODES-HUELVA
PASEO PALMERAS 23-AB 1ºB
21002 HUELVA
FAX 959/262290

ASOCIACIÓN PROVINCIAL DE SORDOS DE JAEN
AVDA DE LOS REYES TEL-CATOLICOS 1 1º DCHA
23001 JAEN
TEL 953/260076
FAX 953/258724

GUIA DE ADAPTACIÓN DE PUESTOS DE TRABAJO EN OFICINAS PARA PERSONAS CON DISCAPACIDAD AUDITIVA

APA-COLEGIO LA PURÍSIMA
C/ DOCTOR ESCASSI 12
29010 MALAGA
TEL 95/2305746

ASPANSOR-MÁLAGA
C/ ALTOZANO 13, BAJO
29013 MALAGA
TEL-FAX 952/651731

SOCIEDAD FEDERADA DE SORDOS
C/ LAGUNILLAS 59
29012 MALAGA
TEL 95/2262296

APAMSOR-ANTEQUERA
AVDA. LA LEGIÓN, 7-2ºB
29200 ANTEQUERA, MALAGA
TEL-FAX 952/843434

CENTRO CULTURAL DE SORDOS TORRE DEL ORO
C.CIVICO SAN JULIAN RDA CAPUCHINO 4 Bj
41003 SEVILLA
TEL-FAX 95/4220612

CULTURAL DE SORDOS DE SEVILLA
C/ CASTELAR 71-A
41003 SEVILLA
TEL 95/4908386

ASPAS-SEVILLA
C/ PAULO OSORIO S/N
Bº VIRGEN REYES LOCAL 7-8
41006 SEVILLA
TEL 954/932824 FAX 954/932544

ARAGÓN

"SAN FCO. DE SALES" DE HIPOACÚSICOS-HUESCA
C/ RAMÓN J. SENDER 9 POST BAJO
22005 HUESCA
TEL 974/227783

APAEE HOGAR SAN JOSE
AVDA ZAIDÍN 6
22520 FRAGA, HUESCA
TEL 974/473035-345023

GUIA DE ADAPTACIÓN DE PUESTOS DE TRABAJO EN OFICINAS PARA PERSONAS CON DISCAPACIDAD AUDITIVA

APA JUAN PABLO BONET
COLEGIO LA PURÍSIMA
C/ CORONA DE ARAGON 54
50009 ZARAGOZA
TEL-FAX 976/552749

AGRUPACIÓN DE SORDOS DE ZARAGOZA
C/ SAN VOTO 9 DPDO
50003 ZARAGOZA
TEL/FAX 976/200362

ASPANSOR-ZARAGOZA
C/ VASCONIA 6 PRAL IZDA
50006 ZARAGOZA
TEL-FAX 976/255000

ASTURIAS

APADA-ASTURIAS
CENTRO SOCIAL DE OTERO
PARQUE AVE MARÍA S/N
33008 OVIEDO
TEL-FAX 985/228861

ASOC. DE SORDOS DE OVIEDO
C/ PRIETO BANCES 2 ESC DCHA ET.
33011 OVIEDO, ASTURIAS
TEL 98/5299232

ASOCIACIÓN DE SORDOS DE GIJON
C/ DINDURRA 41 1ºA
GIJON, ASTURIAS
TEL 98/5332141

ASOC. DE SORDOS DE LANGREO
PROLONGACION RAMON B. 33202
CLAVERIA 4
33930 LA FELGUERA, ASTURIAS
TEL-FAX 98/5699861

BALEARES

ASPAS-MALLORCA
C/ COSTA RICA 23, BAJOS
07014 PALMA DE MALLORCA
TEL 971/478150 FAX 971/280786

GUIA DE ADAPTACIÓN DE PUESTOS DE TRABAJO EN OFICINAS PARA PERSONAS CON DISCAPACIDAD AUDITIVA

CANARIAS

ASOCIACIÓN DE SORDOS DE LAS PALMAS
MARIUCHA 1 EDIF MIRADOR
35012 LAS PALMAS DE GRAN CANARIA
TEL-FAX 928/256068

AGR CULTURAL DE SORDOS
C/ GENERAL GODED 30 C/ PORTAL 6 BAJO A
38006 SANTA CRUZ DE TENERIFE
FAX922/280758 - 279265

ASTIPANSOR-TENERIFE
C/ DACIL VILAR BORGES LOCAL 19 EDIF 148
38010 SANTA CRUZ DE TENERIFE
TEL 922/653111 TEL-FAX 922/638229

CASTILLA LA MANCHA

ASPAS-ALBACETE
C/ SALAMANCA 9 BAJO IZDA
02001 ALBACETE
TEL-FAX 967/211603

ASOCIACIÓN DE SORDOS VIRGEN DE BELEN
C/ ARAGON 47
02640 ALMANSA, ALBACETE
TEL 967/344821
FAX 967/344116

AGRUPACIÓN DE SORDOS DE CIUDAD REAL
C/ LUZ 5 3ºB
13003 CIUDAD REAL
TEL 926/226943

ASPAS-CUIDAD REAL
RESID. "RONDA"
Pº CARLOS ERAÑA, BL. 6 ENTPTA.
13004 CIUDAD REAL
TEL 926/220095
FAX 926/228558
www.aspascr.org

GUIA DE ADAPTACIÓN DE PUESTOS DE TRABAJO EN OFICINAS PARA PERSONAS CON DISCAPACIDAD AUDITIVA

ASOCIACIÓN CULTURAL DE SORDOS DE CUENCA
CAMINO CAÑETE 24 BAJO
16004 CUENCA
TEL-FAX 969/213870

ASOCIACIÓN PROVINCIAL DE MINUSVALIDOS
C/ ALVARGOMES DE CIUDAD REAL 7 3ºA
19002 GUADALAJARA
TEL 949/225945-216299

APANDAPT-TOLEDO
C/ GERARDO LOBO S/N
45001 TOLEDO
TEL 925/210863 FAX 925/257945

ASOCIACIÓN CULTURAL DE SORDOS REINA SOFIA
C/ JUAN RUIZ DE LUNA 18 BAJO DCHA
45600 TALAVERA DE LA REINA, TOLEDO
TELF 925/826437

LA RIOJA

ASOCIACIÓN DE SORDOS RIOJANOS
C/ FUNDICION 7 BIS, BAJO
26005 LOGROÑO, LA RIOJA
TEL 941/222815 FAX 941/202899

MURCIA

CENT. MURCIANO DE INTEGRACION DEL SORDO
CANOVAS DEL CASTILLO 29 ENTLO
MURCIA
TEL 968/802540

ASPANPAL-MURCIA
C/ NAVEGANTE JUAN C/ FERNANDEZ, 3 30003
30007 MURCIA
TEL-FAX 968/248392

GUIA DE ADAPTACIÓN DE PUESTOS DE TRABAJO EN OFICINAS PARA PERSONAS CON DISCAPACIDAD AUDITIVA

CÍRCULO DE SORDOS DE CARTAGENA Y COMARCA
APARTADO DE CORREOS 288
30203 CARTAGENA MURCIA
TEL 968/502657

APANDA-CARTAGENA
RONDA EL FERROL 6
30203 CARTAGENA MURCIA
TEL 968/523752
FAX 968/123710

AGRUP. RECREATIVA DE SORDOS DE LA UNION
C/ JACINTO CONESA S/N EDIF. LICEO
30360 LA UNIÓN, MURCIA
FAX 968/540637

ASOC. DE SORDOS COMARCAL DEL NOROESTE
C/ GRAN VIA. 31 1°
30400 CARAVACA DE LA CRUZ. MURCIA
TEL 968/702702

PAIS VASCO

CENTRO DEL SORDO DE ALAVA
C/ PALENCIA 6 BAJO
01002 VITORIA ALAVA
TEL/FAX 945/286948
945/287392

ASPASOR-ALAVA
C/ ARAGON 11 BAJO
01003 VITORIA
TEL 945/268389 TEL-FAX

ASOCIACIÓN DE SORDOS DE BILBAO.
GPO SANTO DOMINGO DE GUZMAN 11 BAJO
48006 BILBAO, VIZCAYA
FAX-VTX 94/4164723

AGRUPACIÓN DE SORDOS DE LA MARGEN IZQUIERDA
C/ VIRGEN DEL MAR 8
48980 SANTURZI, VIZCAYA
TEL 94/4838790

COORVISOR
VIEJA DE LEZAMA 75-90
48002 BILBAO, VIZCAYA
TEL-FAX 94/4453994
GUIPUZCOA

UNION DE SORDOS- VIA GUIPUZCOA
C/ REYES CATOLICOS 14
20006 SAN SEBASTIAN,
TEL 943/468453
FAX 943/473672

GUIA DE ADAPTACIÓN DE PUESTOS DE TRABAJO EN OFICINAS PARA PERSONAS CON DISCAPACIDAD AUDITIVA

ARANS-GI-SAN SEBASTIAN
PASEO DE FRANCIA 9
20012 SAN SEBASTIAN, GUIPUZCOA
TEL 943/275055 FAX 943/290809

ARANS-GI TOLOSA
BARRIO SANTA LUCIA S/N
20400 TOLOSA, GUIPUZCOA
TEL 943/652036

ARANS-GI BERGARA
C/ BONI LASKURAIN 13
20570 BERGARA, GUIPUZCOA
TEL 943/762703

CASTILLA-LEÓN

CENTRO CULTURAL
DE SORDOS DE AVILA
PLAZA DE SANTA ANA 2
05001 AVILA
TEL 920/229761 FAX 920/251998

ARANSBUR-BURGOS
C/ FUENTE LUGAREJOS S/N
CENTRO Mª CRISTINA 09001
BURGOS
TEL 947/460540
FAX 947/461130

ASOCIACIÓN FRAY
PEDRO PONCE DE LEON
LEON
C/ GENERAL DAVILA 9 BAJO
09006 BURGOS
TEL 947/230650 FAX 947/225485

ASOC. DE SORDOS
SAN JUAN BAUTISTA DE

C/ PADRE ISLA 57 BAJO
24002 LEON
TEL-FAX 987/249956

A.P. DE HIPOACUSICOS-LEÓN
C/ PZA. CAÑO SANTA ANA 6,1ºA
24006 LEÓN
TEL 987/261312

CENTRO CULTURAL
DE SORDOS DE PALENCIA
C/ LOS TRIGALES 9
34003 PALENCIA
TEL-FAX 979/746146

GUIA DE ADAPTACIÓN DE PUESTOS DE TRABAJO EN OFICINAS PARA PERSONAS CON DISCAPACIDAD AUDITIVA

ASOC. SORDOS EN ACCION DE VALLADOLID
C/ SANTUARIO 24
47002 VALLADOLID
TEL 983/392908 TEL-FAX 983/307430

ASPAS-VALLADOLID
C/ MURO, 16 2ºE
47004 VALLADOLID
TEL-FAX 983/395308

AGRUPACIÓN PROVINCIAL DE SORDOS VALLISOLETANA
C/ SALUD 10-11
47012 VALLADOLID
TEL 983/201093 FAX 983/396814

GERENCIA REGIONAL DE SERV. SOC. DE LA JUNTA DE CASTILLA Y LEON
C/ Mª MOLINA 13
47071 VALLADOLID
TEL 983/413879

FED REGIONAL DE ASOC. DE SORDOS DE CASTILLA LEON Y LA RIOJA
C/ DOCTRINOS 18 4ºA
47001 VALLADOLID
TEL 983/373881 FAX 983/336233

ASOCIACIÓN DE SORDOS DE ZAMORA
C/ CORTINAS DE SAN MIGUEL 36 BAJO
49001 ZAMORA
TEL-FAX 980/518116

ASPAS-SALAMANCA
C/ LA CORUÑA 11-17 BAJO
37003 SALAMANCA
TEL-FAX 923/187092

C.R.M.F. (IMSERSO)
AVDA VILLAMAYOR 79
37006 SALAMANCA
TEL 923/234850

ASOCIACIÓN DE SORDOS DE SALAMANCA
AVDA LA SALLE 114-116
37008 SALAMANCA
FAX 923/186184

GUIA DE ADAPTACIÓN DE PUESTOS DE TRABAJO EN OFICINAS PARA PERSONAS CON DISCAPACIDAD AUDITIVA

CEUTA

ACEPAS-CEUTA
C/ MIRAMAR BAJO, 5 LOCAL 2
510002 CEUTA
TEL.-FAX 956/505055

EXTREMADURA

ADABA-BADAJOZ
AVDA. JOSÉ Mª ALCARAZ Y ALENDA S/N
06011 BADAJOZ
TEL 924/245629 TEL/FAX 924/242626

ASOCIACIÓN CULTURAL DE SORDOS DE CACERES
C/ STA TERESA DE JESUS 6
10001 CACERES
TEL 927/217162
FAX 927/211946

UNION DE SORDOS DE CACERES
C/ RODRIGO GIL DE HONTAÑON 54
10004 CACERES
TEL 927/235284

GALICIA

CÍRCULO SOCIAL DEPORTIVO Y CULTUTRAL DE SORDOS DE LA CORUÑA
C/ SANTO TOMAS 28 BAJO
15002 LA CORUÑA
TEL 981/205345

ACOPROS-LACORUÑA
RDA. CAMILO JOSÉ CELA 2
15008 LA CORUÑA
TEL 981/134405

ASOCIACIÓN COMARCAL DE SORDOS DEL FERROL
C/ RUBALCAVA 65 ENTRLO
983/373881 FAX 983/336233
15402 EL FERROL LA CORUÑA
TEL-FAX 981/351156

ASPASFE-FERROL
C/ EUZKADI 13-15 1ºF
15403 EL FERROL LA TEL
CORUÑA
TEL 981/313844

GUIA DE ADAPTACIÓN DE PUESTOS DE TRABAJO EN OFICINAS PARA PERSONAS CON DISCAPACIDAD AUDITIVA

SOCIEDAD COMARCAL DE SORDOS
C/ SAN PAIO DO MONTE S/N
15700 SANTIAGO DE
COMPOSTELA, LA CORUÑA
TEL 981/582968

C.P. DE SORDOS
C/ SAN PAIO DO MONTE S/N
15700 SANTIAGO DE
COMPOSTELA, LA CORUÑA
TEL 981/562977

INSTITUTO POLITECNICO DE VIGO
C/ CONDE TORRECEDEIRA 88
36208 VIGO PONTEVEDRA
TEL 986/233085 FAX 986/208175

VALENCIA

APANAH-ELDA
AV. REINA VICTORIA 3
03600 ELDA, ALICANTE
TEL 96/6980714 FAX 96/6982249

ASOC. DE SORDOS DE ELDA
C/ DONOSO CORTES 105
03600 ELDA, ALICANTE
TEL 96/5387068

APANAS-ASPE
AV CONSTITUCION 42-44
03680 ASPE, ALICANTE
TEL-FAX 965/490077

ASOCIACIÓN DE SORDOS VIRGEN DE LIDON
C/ CASTELLDEFELS 17 BAJO
12004 CASTELLON
TEL 964/228678

ASPAS-VALENCIA
PORTAL DE VALLDIGNA 5 2ª
46003 VALENCIA
TEL 96/3925948 FAX 96/3923126

ASOCIACIÓN DE SORDOS LA COSTERA
PLAZA DEL ESPAÑOLETO 1
(CENTRO CIVICO)
46800 XATIVA, VALENCIA
TEL 96/2283670

GUIA DE ADAPTACIÓN DE PUESTOS DE TRABAJO EN OFICINAS PARA PERSONAS CON DISCAPACIDAD AUDITIVA

AGRUPACIÓN DE SORDOS LA RIBERA
C/ HORT DELS FRARES 11
46600 ALZIRA, VALENCIA
96/2400869 – 2414725

AS. DE SORDOS LOS SILOS
C/ PINTOR PINAZO 12
46100 BURJASSOT, TEL-FAX
VALENCIA
TEL 96/3637946

SORDOS 2000-VALENCIA
C/ Isaac Peral 24 bajo
46022 VALENCIA
TEL 963445260

ASOCIACIÓN VALENCIANA DE SORDOS
LLANO DE LA ZAIDIA 18 4ª- 5ª
46009 VALENCIA
TEL 96/3476360
FAX 96/3402262

CATALUÑA

CENTRO RECREATIVO CULTURAL DE SORDOS DE BARCELONA
C/ REGAS 15
08006 BARCELONA
TEL 93/2373535 FAX 93/2188507

SORDPRESS
C/ MARC AUREU 3 3º 3ª
08006 BARCELONA
TEL-FAX 93/2022356

SOCIEDAD DE AYUDA MUTUA ENTRE LOS SORDOS DE CATALUÑA
C/ CONSEJO DE CIENTO 382
808009 BARCELONA
TEL 93/2466833 FAX 93/2658756

CÍRCULO DE ARTISTAS SORDOS UNIDOS
C/ MARQUES DE
SENTMENAT 37 BAJOS 7 Y
08014 BARCELONA
TEL 93/4302599

ASOCIACIÓN DE IMPLANTADOS COCLEARES DE ESPAÑA
C/ FERNÁNDEZ DURÓ 22
08014 BARCELONA
TEL 93/3317475

CASAL DE SORDS DE BARCELONA
C/ TAMARIT 153
08015 BARCELONA
TEL 93/4236676

GUIA DE ADAPTACIÓN DE PUESTOS DE TRABAJO EN OFICINAS PARA PERSONAS CON DISCAPACIDAD AUDITIVA

ALFA 5 SORDOS
C/ ALMOGAVARES 169
08018 BARCELONA
TEL 93/3002031
93/2105530

ACAPPS
C/ PROVIDENCIA 42-4º 2ª
08024 BARCELONA
TEL 93/2108627 TEL-FAX

APANSCE-BARCELONA
VERGES, 1 PLT. 11-14
(HOTEL d'ENTITATS)
C/ VILLARROEL 253 1º-3ª
08020 BARCELONA
TEL 617/000628 FAX 93/4109209

ASOCIACIÓN C/ PERE
COMUNICACIÓN
VISUAL I L.S.C.
08036 BARCELONA
TEL 93/4390010

ASOCIACIÓN DE SORDOS
DE SABADELL
C/ ESCUELA PIA 26
08201 SABADELL, BARCELONA
FAX 93/7270357

UNION SOCIO-CULTURAL
DE SORDOS DE TARRASA
C/ ARENYS DE MAR 15 BAJO
08225 TARRASA,
BARCELONA
TEL 93/7857163
FAX 93/7356238

ASOCIACIÓN DE SORDOS
DE CERDANYOLA DEL VALLES
C/ VINYES 118 BAJOS
CERDANYOLA DEL VALLES, BARCELONA
TEL 93/5805337

CREDA BAIX LLOBREGAT
C/ MATIN DURAN 1
08980 SAN FELIU DE 08290
LLOBREGAT, BARCELONA
TEL 93/6853770

ASPAS-GERONA
AVDA FOLCH I TORRES 6
17190 SALT GERONA
TEL 972/239462 – 235930

CENTRO CULTURAL Y
SOCIAL
DE SORDOS DE LA
SELVA (BLANES)
C/ FOLGAROLES 25
17401 ARBUCIES, GERONA
TEL 972/861026

***GUIA DE ADAPTACIÓN DE PUESTOS DE TRABAJO EN
OFICINAS PARA PERSONAS CON DISCAPACIDAD AUDITIVA***

**CLUB SE SORDOS DE REUS
Y PROVINCIA**
APARTADO DE CORREOS 450
43280 REUS TARRAGONA
FAX 977/320306

MADRID

**PARROQUIA SANTA MARÍA
DEL SILENCIO**
C/ RAIMUNDO FERNANDEZ VILLAVERDE 18A
28003 MADRID
TEL 91/5546236

**CENTRO CULTURAL ACCIÓN
CATÓLICA DE SORDOS**
C/ ANTONIO NEBRIJA 3
28007 MADRID
TEL 91/5013440 - 5529586

ENTENDER Y HABLAR
C/ PEZ AUSTRAL 15 BAJO C
28007 MADRID
TEL-FAX 91/5747671

I.F.P. SANTA ENGRACIA
C/ SANTA ENGRACIA 13
28010 MADRID
TEL 91/4477234 - 4477236

CTS LOS MADROÑOS
C/ GAZTAMBIDE 4 1ºE
28015 MADRID
FAX 91/5449455

**A.P.A. COLEGIO LA
PURÍSIMA
DE DEFICIENTES AUDITIVOS**
C/ RICARDO ORTIZ 29
28017 MADRID
TEL 91/7262805
FAX 91/3614212

C.P.E.E. DE SORDOS
AVDA DE AJALVIR A VICALVARO 82
28022 MADRID
TEL 91/3060345

**CLUB JUVENIL DE
SORDOS PONCE DE LEON**
AVDA ANDALUCÍA KM 6
28041 MADRID
TEL 91/3178441

GUIA DE ADAPTACIÓN DE PUESTOS DE TRABAJO EN OFICINAS PARA PERSONAS CON DISCAPACIDAD AUDITIVA

INSTITUTO HISPANOAMERICANO DE LA PALABRA
CARRIL DEL CONDE 51
28043 MADRID
TEL 91/3886477 TEL-FAX 91/3003202

ASOCIACIÓN DE SORDOS DE MADRID
PASEO SANTA MARÍA DE LA CABEZA 37
28045 MADRID
TEL 91/4680265
FAX 91/4680275

ASOCIACIÓN CULTURAL DE SORDOS
CENT. SER. SOC. MANCO. ENCINA
AVDA PRÍNCIPE DE ASTURIAS 199
28670 VILLAVICIOSA DE ODON, MADRID
TEL 91/6161212 FAX 91/6163902

ASOCIACIÓN DE SORDOS DE COSLADA
CENT. CULT. MARGARITA NELKEN
AVDA PRÍNCIPES DE ESPAÑA
28820 COSLADA MADRID
FAX 91/6730240

COLEGIO PÚBLICO ANDRÉS SEGOVIA
CIRCUNVALACIÓN 10 (PARQUE DE CATALUÑA)
28850 TORREJÓN DE ARDOZ, MADRID
TEL 91/6565434

ASOCIACIÓN CULTURAL DE SORDOS DE GETAFE
C/ NUÑEZ DE BALBOA 51
28902 GETAF, MADRID
TEL 91/6833107

I.E.S. JUAN DE MAIRENA
C/ BEATRIZ GALINDO 3
28914 LEGANES MADRID
TEL 91/6889133

ASOCIACIÓN DE SORDOS DE MÓSTOLES
C/ DOS DE MAYO 83
28934 MÓSTOLES, MADRID
TEL-FAX 91/6187211

CÁRITAS-MADRID
RESIDENCIA DE ANCIANOS
SANTA MARÍA DEL SILENCIO
28978 CUBAS DE LA SAGRA, MADRID
TEL 91/8142300

GUIA DE ADAPTACIÓN DE PUESTOS DE TRABAJO EN OFICINAS PARA PERSONAS CON DISCAPACIDAD AUDITIVA

NAVARRA

EUNATE-NAVARRA
TRAVESIA MONASTERIO DE IRACHE, 2
31011 PAMPLONA
TEL. 948.26.18.77 Fax 948.19.70.91
www.eunate.org

SUIZA

CLUB DE SORDOS
ESPAÑOLES EN SUIZA
BRANDSCHENKESTR. 14
8002 -ZURICH
TEL 41-1-2810606

Anexo 5. Otros enlaces de interés:

www.oiresclave.org

www.fundaciónoiresclave.org/

http://www.spanish.hear-it.org/

www.fiapas.es

www.t-oigo.com

www.prevencionintegral.com

http://www.fundaciondaleslapalabra.org/

GUIA DE ADAPTACIÓN DE PUESTOS DE TRABAJO EN OFICINAS PARA PERSONAS CON DISCAPACIDAD AUDITIVA

Anexo 6. Apoyo legal específico

A continuación expongo ejemplos de legislación a la que podemos acudir para reclamar y exigir la adaptación a los puestos de trabajo:

- ✓ **Recomendación número 99 de la Organización Internacional del Trabajo** sobre la adaptación y readaptación profesional de las personas con discapacidad, **adoptada en 1955.**

- ✓ **Recomendación número 168 de la OIT** sobre la readaptación profesional y el empleo de las personas con discapacidad aprobadas en el mes de junio de 1983.

- ✓ **La Directiva 89/391/CEE del Consejo,** relativa a la aplicación de medidas para promover la mejora de la seguridad y de la salud de los trabajadores/as en el trabajo protege a los grupos especialmente sensibles contra los riesgos que les afectan de manera específica.

✓ **Texto Refundido de la Ley del Estatuto de los trabajadores. Real Decreto Legislativo 1/1995 de 24 de de marzo.**

✓ **Artículo 17. No discriminación en las relaciones laborales.** Se entenderá nulos y sin efecto los preceptos reglamentarios, las cláusulas de los convenios colectivos, los pactos individuales y las decisiones unilaterales del empresario que den lugar en el empleo, así como en materia de retribuciones, jornada y demás condiciones de trabajo, a situaciones de discriminación directa o indirecta desfavorables por razón de edad o discapacidad o a situaciones de discriminación directa o indirecta por razón de sexo...".

✓ **Art. 17.1** Se entenderán nulos y sin efectos los preceptos reglamentarios, las cláusulas de los convenios colectivos, los pactos individuales y las decisiones unilaterales del empresario que den lugar en el empleo, así como en materia de retribuciones, jornada y demás condiciones de trabajo, a situaciones de discriminación directa o indirecta desfavorables de edad o discapacidad o a situaciones de discriminación directa o indirecta por razón de sexo, origen, estado civil, condición social, religión o convicciones, ideas políticas, orientación sexual, adhesión o no a sindicatos y a sus acuerdos, vínculos de parentesco con personas pertenecientes a o relacionadas con la empresa y lengua dentro del estado español.

✓ **Artículo 38 de la Ley 62/2003**, de 30 de diciembre, de medidas fiscales, administrativa y del orden social por la que se modifica y se introduce el artículo 37 bis de la Ley 13/1982, de 7 de abril, de Integración Social de Minusválidos: "Los empresarios están obligados a adoptar las medias adecuadas para la adaptación del puesto de trabajo y la accesibilidad de la empresa, en función de las necesidades de cada situación concreta…"

GUIA DE ADAPTACIÓN DE PUESTOS DE TRABAJO EN OFICINAS PARA PERSONAS CON DISCAPACIDAD AUDITIVA

- ✓ **La Ley 51/2003** de 2 de diciembre de igualdad de oportunidades, no discriminación y accesibilidad universal de las personas con discapacidad.

- ✓ *Ley de Prevención de Riesgos Laborales 31/1995, de 8 de noviembre (modificada por la ley 54/2003)*

- ✓ **Art. 15 de la LPRL** (Principios de la acción preventiva): Obligación de adaptar el trabajo a la persona.

- ✓ **Art. 25 de la LPRL** (Protección de trabajadores/as especialmente sensibles adeterminados riesgos): Obligación del empresario de adaptar el trabajo a la persona, en particular el de aquellos trabajadores/as que por sus propias características personales o estado biológico conocido, sean especialmente sensibles a determinados riesgos, indicando que para conseguirlo, se establecerán las medidas y se desarrollarán las actividades que se consideren necesarias.

✓ **Artículo 25 Promoción económica. Estatuto de los trabajadores.** El trabajador, en función del trabajo desarrollado, podrá tener derecho a una promoción económica en los términos fijados en convenio colectivo o contrato individual.

¡¡ *"Eliminemos las barreras de comunicación" en las empresas."*¡¡

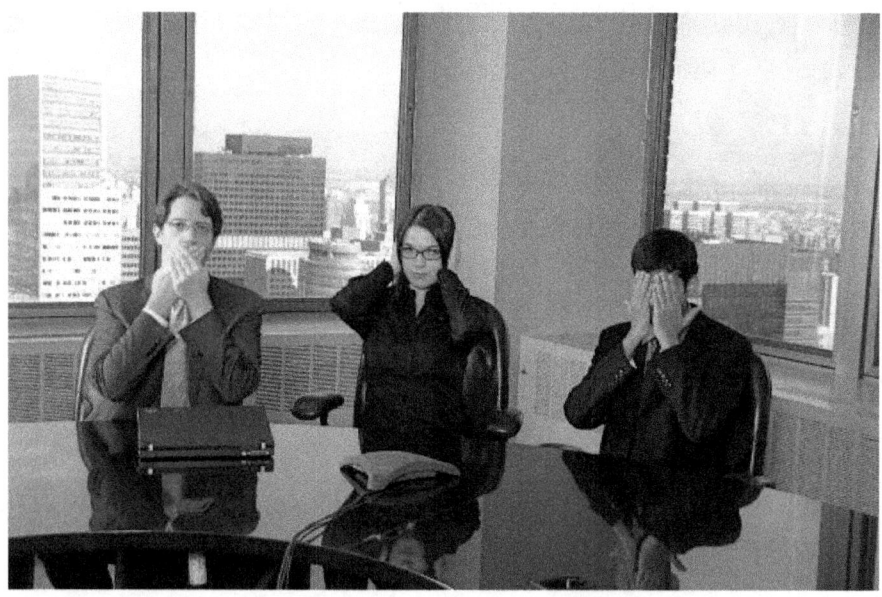

Sobre los autores:

Almudena Bermejo Hernando es economista por la universidad Autónoma de Madrid (UAM) y M.B.A. en gestión y administración de entidades sin ánimo de lucro por la Fundación Carlos V (UAM). Ha sido profesora asociada en la universidad Carlos III de Madrid y actualmente ejerce como profesora asociada en la UAM.

Paralelamente, desarrolla su carrera profesional en la empresa privada. Su dilatada experiencia en diversas multinacionales, le ha dado una visión amplia sobre la integración de las personas con discapacidad en los ambientes laborales.

Contacto: almudena.bermejo@uam.es

Iñaki Piñuel y Zabala es profesor de Organización de Recursos Humanos en la Facultad de Ciencias Empresariales y Ciencias del trabajo en la universidad de Alcalá de Henares. Es uno de los primeros especialistas europeos en la investigación y divulgación del mobbing o acoso psicológico en el ámbito del trabajo y de la educación.

www.ingramcontent.com/pod-product-compliance
Lightning Source LLC
Chambersburg PA
CBHW051805170526
45167CB00005B/1882